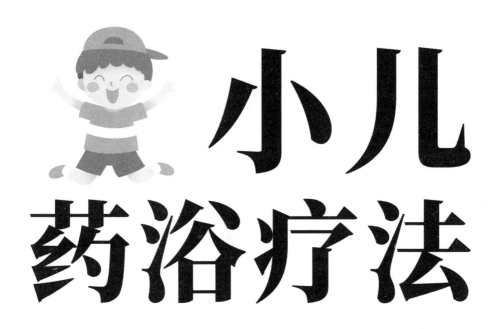

小儿药浴疗法

孟莹◎主编

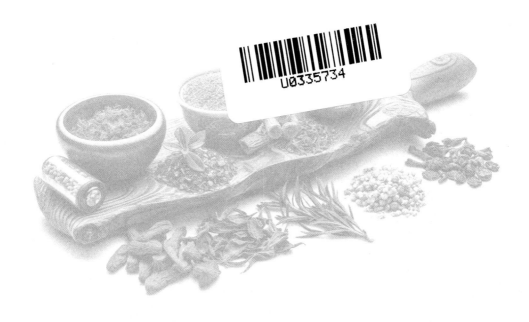

吉林科学技术出版社

图书在版编目（CIP）数据

小儿药浴疗法 / 孟莹主编. -- 长春：吉林科学技术出版社，2024. 8. -- ISBN 978-7-5744-1747-2

Ⅰ. R244.9；R272

中国国家版本馆CIP数据核字第2024YC6581号

小儿药浴疗法

XIAO'ER YAOYU LIAOFA

主　　编　孟　莹
出 版 人　宛　霞
策划编辑　穆思蒙　张　超
全案策划　吕玉萍
责任编辑　王聪会
封面设计　李东杰
内文制作　朱　泽
幅面尺寸　160 mm×230 mm
开　　本　16
字　　数　134千字
印　　张　11
印　　数　1～20 000册
版　　次　2024年11月第1版
印　　次　2024年11月第1次印刷
出　　版　吉林科学技术出版社
发　　行　吉林科学技术出版社
地　　址　长春市福祉大路5788号龙腾国际大厦A座
邮　　编　130118
发行部电话/传真　0431-81629398　81629530　81629531
　　　　　　　　　81629532　81629533　81629534
储运部电话　0431-86059116
编辑部电话　0431-81629517
印　　刷　德富泰（唐山）印务有限公司
书　　号　ISBN 978-7-5744-1747-2
定　　价　59.00元

前 言

- - - - - - - - - - - - -

药浴文化在中国历史悠久,是中医传统外治方法中的一种独特疗法。药浴通过选取适当的中草药,以煮沸后产生的蒸汽熏蒸,或加工制成中药浴液,进行全身或局部浸浴,达到预防和治疗疾病的目的。药浴不仅具有水疗的作用,而且其中的中药材还能对机体产生一定的治疗作用,药物通过对皮肤、经络、穴位的刺激和透皮吸收,可达到保健养生、治疗疾病的目的。

相比于口服药物,孩子更易于接受药浴这种治疗方法。药浴不会给孩子带来吃药时那么重的抵触情绪,同时也避免了药物对胃肠道的刺激。并且相对来说,药浴的药物可以直接作用在皮肤上,不会增加肝肾负担,比口服用药更加安全可靠。同时,药浴还可以根据孩子的具体情况进行个性化治疗,效果更佳。

本书前三章是基础理论部分,详细介绍小儿药浴的历史沿革、基本原理、种类及操作方法、基本要求等。第四至第十二章讲解了各种小儿常见疾病的对症治疗药浴方,让家长可以根据自己孩子的情况,选取相应的药浴方进行调理。

本书内容全面,通俗易懂,经方、验方翔实,参考了大量权威中医类出版物、论文等，不但适合广大医务工作者学习使用，而且适合广大家长照护患儿（新生儿、过敏体质患儿、病情危急或加重的患儿等，应用药浴方前应先咨询医生）应用，是一本实用的小儿健康工具书。

温馨提示

1. 在开始药浴疗法之前，请咨询中医儿科专家的意见，以明确孩子的具体病因，选择书中的药浴方案。本书内容适用于一般症状及日常护理参考，如遇急症情况，请立即就医并遵循专业医疗指导。

2. 不要自行更改药物种类、剂量及浸泡时间，以免引发不良反应。

3. 在药浴过程中，密切观察孩子的反应。如出现不适、呼吸困难、皮肤发红等症状，应立即停止药浴并寻求医疗帮助。

4. 首次使用前，进行小面积皮肤测试，以检查孩子是否对草药成分过敏。如出现红肿、瘙痒等症状，应立即停止使用并就医。

目　录

1

第 四 章 | 小儿"肺"系疾病药浴疗法

第 五 章 | 小儿"脾"系疾病药浴疗法

3

第 九 章 | 小儿皮肤病药浴疗法

第一章
药浴疗法综述及安全常识

中医药浴的发展

药浴属于传统中医疗法中的外治法之一，即用药液或含药液的水洗浴全身或局部的方法，利用水温热力和药物本身的功效，通过对皮肤、经络、穴位的刺激和药物的经皮吸收，达到疏通经络、活血祛湿、养生保健的功效，对于常见病的疗效显著。

根据中医辨证施治的原则，对于不同疾病应选择不同的中药材。由于药物不经胃肠吸收，直接作用在皮肤上，并经皮肤吸收进入血液，所以相比于内服而言，不良反应较小，因而被医学界称作"绿色疗法"，十分受患者青睐。

中医药浴疗法因其独特的功效流传至今，在各种中医医学典籍中都能看到有关药浴防治疾病的记载。

自周朝开始就流行"香汤浴"。所谓香汤，即用中药佩兰煎汤，佩兰气味芬芳馥郁，有解暑祛湿、醒神爽脑之功效。在长沙马王堆出土的《五十二病方》中，载有熏浴验方8首，如用雷丸水浴治疗婴儿疼痛、韭和酒煮沸以其热气熏蒸来治疗外伤等。

西汉时期整理而成的经典著作《礼记》中记载，"头有疮则沐，身有疡则浴"。东汉时期，张仲景在《伤寒杂病论》中记载了一些药浴疗法，其代表性治疗方剂有桂枝汤、麻黄汤、白虎汤、大承气汤、柴胡汤、四逆汤、真武汤、乌梅丸等。如有关桂枝汤的记载，"太阳中风，阳浮而阴弱。阳浮者，热自发；阴弱者，汗自出。啬啬恶寒，淅淅恶风，翕翕发热，鼻鸣干呕者，桂枝汤主之"，讲的是内病外治的作用机制。此外，张仲景在《金匮要略》中对"洗""浴""熏洗"等多种药浴方法均有详细记载，开创了"辨证施治"的中医学思想，为药浴的发展奠定了坚实的基础。

晋代葛洪的《肘后备急方》中，针对不同疾病病因使用不同的方法，如酒洗、醋洗、黄柏洗，并进行了有针对性的记载，"若有息肉脱出，以苦酒三升，渍乌梅五枚以洗之"。

进入唐代，药浴的发展进入到全盛时期，运用药浴治疗的疾病病种更加丰富，除了常见外科皮肤疾病，如痈疽、冻疮、丹毒外，还应用在妇科、儿科以及临床急症抢救等方面。唐代药王孙思邈的医学专著《千金要方》中记载了用青木香洗浴治小儿发热、以当归煎汤熏洗阴部治疗产后阴肿、用防风散浴洗手足治头风目眩等。孙思邈在其《千金要方》的姐妹篇《千金翼方》中还提出了内服外用的方法，更增加了洗浴、敷溻等方法，对药浴的使用方法进行了全面的描述记载。唐代另一位著名医家王焘的医学专著《外台密要》中也有很多美容护肤药浴方的记载。

此外，唐代僧人、骨伤科医学家蔺道人在其所著的我国第一部骨伤科专著《仙授理伤续断秘方》中，对骨伤科疾病处理的论述中尤其重视药浴外洗，所以该书中记载了大量浴洗方药。

宋朝时期，人们有端午沐浴的习俗，南宋陈元靓的《岁时广记》引用北宋温革的《琐碎录》写道："五月五日午时，取井花水沐浴，一年疫气不侵。俗采艾柳桃蒲揉水以浴。"可见，药浴已经被人们广泛应用。

明朝时期,药浴疗法已经相对成熟。明代著名医药学家李时珍的《本草纲目》是中国古代药学史上内容最丰富的药学著作,其中药浴包括沐浴、热浴、坐浴等不同治法,治病范围也越来越大。

到了清代,随着程鹏程的《急救广生集》、吴尚先的《理瀹(yuè)骈文》等中医药外治专著的出现,药浴疗法的发展进入比较成熟和完善的阶段,药浴疗法也成为防病治病的常用方法。

进入现代社会,随着人们生活水平的提高和对中医保健的日益重视,药浴得到了广泛发展。此外,随着医学设备的逐渐完备,人们借助现代科学手段对药浴的方法、药物、作用原理进行了研究,确立了药浴疗法在现代医学中的地位,为进一步推广药浴疗法打下了坚实的基础,使药浴疗法得以更好地为人类健康服务。

中医对小儿药浴疗法的认识

中医认为,小儿体质的特点是"稚阴稚阳",意思是说,小儿从内在器官到精、血、津液等物质(阴)和体内脏腑的各种生理功能与活动(阳)均未臻完善,还没有达到成人的状态,即小儿的脏腑娇嫩,形气未充,阴阳二气均较幼稚,易受损伤。因此,在药浴疗法中,需要特别注意保护小儿的阴阳二气,避免过度刺激或损伤。药浴的药物选择和温度控制都需要根据小儿的具体情况来调整,以符合"因人制宜"的原则。

整体观念是中医学最基本的特点之一,中医理论的核心就是以五脏为中心的整体观。中医学认为,人体是个以五脏为中心,通过经络系统,将六腑、奇恒之腑、五官九窍、四肢百骸紧密联系起来的有机整体。

药浴疗法在中医中属于外治法的范畴,通过药物与热水的共同作用,达到调理身体、治疗疾病的目的。在小儿疾病的治疗中,药浴疗法更是被广泛应用,因为小儿的身体机能尚未完全发育成熟,使用药浴疗法可以更加温和、安全地达到治疗效果。

药浴疗法的治疗首先作用在肌肤、孔窍、腧穴上,这三者又通过经络气血与内在脏腑连为一体,体表通过复杂的络属和五脏相连。如肺主皮毛,开窍于鼻;肾开窍于耳和前后二阴;劳宫穴是手厥阴心包经的荥穴,通过心包经与心系相通;涌泉穴是足少阴肾经的起始穴位,与肾相通。

五脏之中,肺主气,司呼吸,主宣发肃降,通调水道,朝百脉;心主血,藏神;肝主疏泄,藏血;脾主运化,统血;肾为先天之本,藏精,主生长发育与生殖,主水。五脏相互协调,密切配合,共同维持着人体的正常生理功能。五脏协调,全身精、气、血、津、液得以正常运行。因此,诊治疾病时,通常也以脏腑辨证为核心。皮肤与内脏有着密切的关系,皮肤是否正常,可以反映出内脏功能之盛衰。

人体各组织器官虽然功能各不相同,但却互相影响。五脏作为生命的核心,主导着全身生理机能。肌表、孔窍和腧穴,通过错综复杂的经络和气血,与五脏紧密相连,共同维系着生命活动。药浴疗法正是利用这种内在的联系,通过对外部施治,调整和恢复内在脏腑的功能,从而达到防治疾病的目的。这一独特的疗法,体现了中医对人体生理机能的深刻理解,以及对自然疗法的独到应用。

经络系统包括十二经脉、奇经八脉、十二经别、十五络脉及其外围所联系的十二经筋和十二皮部等,其中十二经脉是主体。

十二经脉在人体中与脏腑直接相通,它们按照特定的路径分布在体表,与内脏形成紧密的联系。这些经脉之间通过复杂的经络相互联系,确保身体各个部分能够作为一个协调的整体运作。当疾病发生时,它可以沿着经络在体内传播,从体表入侵并攻击内脏。《黄帝内经·素问》中记载,"凡十二经络脉者,皮之部也"。意思是说,经络是人体组织结构的重要组成部分,负责传输营卫气血、沟通表里,确保身体内部的平衡和稳定。它们还具有抵御外邪、保护机体的重要作用。

药浴疗法巧妙地利用药物煎煮后产生的蒸汽,通过熏疗的方式作用于人体的特定部位。这种疗法通过循行经络血脉,深入到内在脏腑,由表及里,全面发挥药效。在药物吸收的过程中,局部的刺激可以引发全身性的药理效应,进一步发挥对全身的调节作用。药浴疗法能够有效地调整阴阳平衡、调和脏腑功能、促进气血流通,从而达到防治疾病的目的。

小儿的皮肤特点

小儿皮肤娇嫩,其表皮比成人薄。人体皮肤全层的厚度(指表皮、真皮和皮下脂肪的厚度)会随年龄的增长发生巨大变化,尤其是女孩,皮下脂肪从 10 岁前后开始急剧增加,到 20 岁左右时又继续增加；男孩皮下脂肪的增厚稍迟缓些,在 13～14 岁开始上升,到 16～18 岁时则停止增厚。同一个人,身体部位不同,皮肤的厚度也不同,如眼睑、耳郭、阴囊、乳部和四肢屈侧等处皮肤较薄,掌、跖和四肢伸侧等处皮肤较厚。但在婴儿期,身体各部分皮肤厚度几乎没有差异。

皮肤可以分为表皮、真皮及皮下组织三层,并含有附属器,如皮脂腺、汗腺、毛发、指甲等。

◆ 1. 表皮

表皮位于最外层,分为五层,从外到内依次为角质层、透明层、颗粒层、棘层和基底层。小儿的表皮和成人不同,新生儿表皮的角质层最薄,仅由 2～3 层角化细胞组成,透明层比成人薄;小儿表皮各层发育都不完善,且彼此间的联系比成人松散。表皮和真皮之间是基底层,基底层的功能是把表皮与真皮紧密相连。由于小儿基底层的发育尚未完善,显得细嫩而松软,其中的结缔组织和弹力纤维发育较差,与表皮和真皮的联系不够紧密,因此小儿的皮肤外层表皮比成人更容易受外伤,稍微用力,皮肤就可能会被擦破。

◆ 2. 真皮

真皮位于表皮下方,有两层,接近表皮的部分称为乳头层,其下面是网状层,但两层之间没有明显分界。新生儿真皮乳头层较平,真皮发育尚未成熟,但血管却比较丰富,年龄越小,皮肤颜色越粉红,主要是稠密的血管网通过薄嫩的表皮显露在皮肤表面所致。

◆ 3. 皮下组织

皮下组织位于真皮下方,由疏松结缔组织和脂肪组织组成。小儿出生时,皮下脂肪十分丰富,特别是面部及四肢发育比较充分。小儿年龄越小,皮下脂肪含固体脂肪酸越多,液体脂肪酸越少。因为固体脂肪酸熔点较高,所以婴幼儿的皮下脂肪较成人显得坚实。而早产儿,皮下脂肪发育不良,所以体温稳定功能差。体温降低时,皮脂易发生凝固而硬化,因此,早产儿易发生硬肿症。健康儿童的皮肤细嫩,色泽光润,充实度良好。

◆ 4. 皮肤附属器

皮肤的附属器包括皮脂腺、汗腺、毛发、指甲等。

皮脂腺:除掌趾外,皮脂腺分布全身,以头皮、面部、前胸和肩胛部最多,新生儿皮脂腺功能旺盛,分泌皮脂多。新生儿常由于皮脂分泌物堆积而形成乳痂,又因皮脂腺排泄管阻塞而出现婴儿痤疮或婴儿粟丘疹。随着年龄增长,小儿皮脂腺分泌功能会相应减弱,到青春期又分泌旺盛。

汗腺:可分为大、小汗腺两种,前者分布在腋窝、乳头、脐窝、肛周和外生殖器,后者分布全身,除龟头、包皮内侧、口唇、外耳道等处,汗腺布满周身,以腋窝、额部、掌指最多。婴幼儿皮脂腺的发育还不完善,但汗腺已经有分泌功能,只是新生儿的汗腺发育尚未完全,所以婴幼儿还不能很好地适应外界温度变化。新生儿足月 3 ~ 5 天后才可以测出面部、躯干有汗,在出生后 3 ~ 4 个月内汗腺功能较差,2 ~ 3 岁时汗腺分泌功能逐渐完善。

毛发:除掌、跖外,毛发遍布全身,毛发可以分成以下 3 种:①长毛:长而软,如头发。②短毛:粗短而硬,如睫毛。③毳(cuì)毛:短细而软,分布全身。新生儿出生时在躯干部,尤其是背部有胎毛，早产儿比足月婴儿多，出生后 1 个多月胎毛脱落，又生新毛，于 1 岁内脱落，会再生数次。新生儿头发有明显个体差异，有的新生儿出生时几乎没有头发，而有的新生儿头发十分浓密。不过此时头发的多少和颜色无法决定之后头发的特点。到 3 ~ 5 岁时，新生儿的眉毛和睫毛长度几乎能和成人相等。

指甲：指甲位于手指或足趾末端伸面，主要组成部分是甲板，来源于表皮的角化上皮，除保护其下的皮肤不受伤外，指甲还能帮助手脚完成一些精细动作。指甲每 3 个月生长约 1 厘米，各个指甲的生长速度不完全一致，脚指甲的生长速度为手指甲的 1/3。足月婴儿的指甲已经发育，长达指端，早产儿则发育较差。在幼年期，甲板相对较薄，而且可能出现暂时性反甲，随着年龄的增长，甲板会变白、变透明，出现纵嵴。

综上所述，在为小儿进行药浴时，需要特别注意小儿皮肤的上述特点，选择适合小儿皮肤的药物和药浴方式，避免对皮肤造成过度刺激和损伤。同时，还需要注意药浴的安全和有效性，如有任何不适症状，应及时就医。

药浴疗法的作用机理

药浴疗法的作用机理以中医的整体医疗观念和辨证论治（又称辨证施治）原则为基础，通过药物作用在全身肌表、局部和患处，经过吸收和循行经络血脉，深入脏腑，由表及里地达到疏通经络、活血化瘀、祛风散寒、清热解毒、消肿止痛、调整阴阳、协调脏腑、通行气血、扶正祛邪等功效，有效帮助人体恢复脏腑平衡和身体功能,进而达到治病保健的目的。

现代药理研究已经证实,药浴能够提高血液中某些免疫球蛋白含量,进而增强肌肤的弹性和活力。近年来,随着对中药药浴外治机理研究的不断深入,人们发现药浴不仅能让药物直接进入血液循环发挥药理作用,还能调节各系统组织器官功能和机体免疫功能。这种调节作用有助于提高身体的自愈能力,从而达到更好的治疗效果。

◆ 1. 整体作用机理

药浴疗法在身体的某个特殊部位实施熏洗,借助药物的渗透作用,通过孔窍、皮肤和腧穴等部位,实现药物的直接吸收或局部刺激引发整体药理效应。这种疗法利用药物的有效成分,使其能够透过皮肤进入血液循环,沿经络传导至全身,进而达到全面调节和治疗的效果。通过药浴的熏洗过程,药物能够充分发挥其药效,帮助身体恢复健康。

（1）皮肤的吸收作用:皮肤表面积大,毛孔多,有屏障、排泄、吸收等作用。研究发现,药物能透过皮肤黏膜、汗腺、毛囊、角质、细胞及其间隙等转运从而吸收。熏洗过程中,湿润的药物增加水合作用和皮肤通透性,可以加速皮肤对药物的吸收。

（2）物理刺激作用:通过药浴熏洗刺激,使皮肤温度升高,毛细血管扩张,可促进血液及淋巴液的循环,增加周围组织的营养,利于血肿、水肿的消散。温热的刺激还能改善网状内皮系统的吸收功能,促进新陈代谢。对于细菌感染性疾病,药浴熏洗能起到抑制与杀灭病菌的作用。

（3）经络调节作用:人体有十二条经脉,内属于脏腑,外络于肢节,遍布全身,与体表皮肤、器官、四肢等紧密相连,同时又能行气血、利关节。因此,通过药物对皮肤的刺激作用,并结合人体经络系统的调节功能,药浴疗法得以发挥改善脏腑机能紊乱、治疗疾病的作用。这种疗法利用药物的药理作用和经络系统的独特功能,二者共同作用,可达到治疗和保健的目的。

(4)脏腑输送作用:体表的肌肤与内在脏腑紧密相连,经脉作为连接两者的桥梁,发挥着至关重要的作用。当药物贴近皮肤时,其独特的药气和气味通过经脉进入体内,深入脏腑。在脏腑的输送作用下,这些药物的气味分散到五脏六腑,进而遍布全身。这一过程实现了药效的全面发挥,进而达到治病防病的目的。

◆ 2. 局部作用机理

药浴疗法的局部作用指的是中药对病灶局部发挥的治疗和保健作用。将药物作用于人体局部组织,使局部组织内的药物浓度高于其他部位,促进血液循环,增加周围组织的营养,达到消炎消肿的目的。

近年来,研究发现,用中药局部熏洗患处有良好的抗感染作用,而且可以促进细胞的增生分化与肉芽组织增长,同时加快伤口的愈合,因此局部熏洗疗效明显。此外,药物作用在局部,能引起神经反射,激发人体自身调节作用,促使人体形成某些抗体,进而提高机体免疫功能,以达到调整脏腑机能、防病治病的目的。

药理研究表明,黄连、黄芩、黄柏、金银花、连翘、板蓝根、大青叶等中药,均含有抗菌、抗病毒的化学成分,所以有很好的抗局部感染作用。蛇床子、百部、苦参、土槿皮、山柰等中药材,能杀灭或抑制皮肤真菌,常被用于癣类、真菌类炎症等的治疗,改善创伤面血液循环,加速其新陈代谢,促进创口愈合。

综上所述，药浴疗法的作用机理是多方面的，包括药物吸收、神经反射、温热刺激等方面。这些因素共同作用，使得药浴疗法能够发挥独特的疗效，达到保健和治疗疾病的目的。

第二章
小儿药浴疗法的种类及操作方法

熏蒸法

中药熏蒸法是指用水煎中药材蒸发的"药气"熏蒸患处或局部的一种方法,有活血化瘀、疏通脉络、祛风除痹的功效。该方法具有简、便、验、廉的特点,安全性较好,适宜居家操作。

◆ 1. 操作方法

熏蒸法可分为全身熏蒸和局部熏蒸两类。

全身熏蒸操作方法:选择密闭的小房间,将所有药物加热煮沸,蒸发气体,让患儿裸露坐或卧于房间内,使房间内温度保持在 30 ~ 35℃,持续 30 ~ 40 分钟。熏蒸治疗后的患者要安静卧床休息一会儿,每日或隔日治疗 1 次,5 ~ 10 次为 1 个疗程。

局部熏蒸操作方法:将加热煮沸的煎剂,倒入大小适中的容器内,药液约占容器的 1/2 ~ 2/3,让患儿将患部置于容器中,和药液面保持一定距离,最好用毛巾覆于容器口,防止热气外溢。

◆ 2. 适应证

适用于感冒、头痛、痢疾、慢性风湿性疾病、周围血液循环障碍、运动系统疾病、肝炎、肥胖症、瘙痒症、各种角膜炎等。

◆ 3. 注意事项

用简易熏蒸法治疗时,应注意避风保暖,防止受寒。患儿全身熏蒸治疗结束后应适当休息,面部熏蒸时,患部与药液间要保持适当距离,以温热舒适,不烫伤皮肤为度。此疗法不宜出汗过多,防止引起虚脱、感冒等,熏蒸前可适量饮水。癫痫、急性炎症、心脏功能不全、失血、失水、贫血疾病等患儿禁用全身熏蒸法。

熏吸法

熏吸法是让患者以口鼻嗅吸药气或药烟,使药物作用在呼吸道黏膜产生刺激效应,或通过呼吸道黏膜吸入血液循环而发挥药理作用的治疗方法。

◆ 1. 操作方法

用瓶装入药物,暴露瓶口放在患儿口鼻下,让患儿吸入药气,或将药物煎汤,趁热让患儿吸入蒸汽。也可将药物卷入纸筒,点燃生烟,让患儿用鼻吸其烟。

新型熏吸法是在上述熏吸法的基础上,结合现代医学理论及技术而创制出的新型外治法。一种方法是将若干经特殊加工的中药置于密闭金属容器内,经高温加热,使其升华为细微颗粒,经口鼻吸入。另一种方法是通过超声雾化器使药液雾化后再吸入,这些方法使传统的熏吸法变得更为方便、迅捷、有效,值得提倡。

◆ 2. 适应证

主要适用于小儿风寒感冒、头痛、呃逆、不思饮食、疟疾等。

◆ **3. 注意事项**

使用药物熏吸的吸烟法时,要先分析药物烟气中所含的物质,如含有害物质较多或对治疗不利的药物,则不宜选用。吸药物烟气时,鼻和药间要保持适当的距离,不能太近,防止烫伤。

洗法

洗法是指使用药液清洗患处或头、手足、肛门、前阴、眼目等局部乃至全身的一种常用的外治疗法。根据操作方法的不同,可分为沐浴法、淋洗法、冲洗法、擦洗法、浸洗法。

一、沐浴法

沐浴法指的是用中药材煎汤沐浴,进而达到治疗疾病的目的。和普通洗法相比,这种洗法时间更长、面积更大。

◆ **1. 操作方法**

根据具体病症选择适当的中药材,将所选药物煎汤取药液,然后把药液倒入浴盆或浴缸内的热水中,趁热洗头部及全身。也可将药物装入纱布包,放入热水内进行沐浴。每天洗 1 ~ 2 次,每次 15 ~ 30 分钟,10 ~ 15 次为 1 个疗程。

◆ **2. 适应证**

适用于伤风、感冒、咳嗽(支气管炎)、风湿痹证(风湿性关节炎、类风湿性关节炎)、腰腿关节疼痛、扭伤、风疹、小儿麻疹、痘疹透发不畅、小儿麻痹后遗症、皮肤湿疹、体癣、头癣、瘙痒症等。

◆ 3. 注意事项

浴液温度通常在 30 ～ 40℃，不能过热，防止烫伤；但也不能过冷，温度过低达不到治疗目的。沐浴的时候做好保暖，洗毕要立即拭干，以免受寒、受风。高热大汗、心功能不全、有出血倾向等的患儿不宜进行全身沐浴。

饭前或饭后 30 分钟内都不能做全身药浴。因饭前 30 分钟洗浴会导致低血糖而虚脱昏倒，饭后 30 分钟洗浴会影响胃肠消化功能，进而影响食物的消化吸收。

二、淋洗法

淋洗法，又称淋射法，指的是用药物煎剂或冲剂不断喷洒患处的外治法。

◆ 1. 操作方法

将中药材放入锅内，煎汤取药液，趁热将药液装到小喷壶中，不断喷淋患处，喷淋时在患处下方放置容器，接盛药水，再加热后倒入小喷壶内，可以循环喷淋。在淋洗时，可轻按伤口周围，同时用镊子夹取医用棉球擦拭伤口，将脓液和坏死组织淋洗干净。淋洗后，可以根据伤口情况来做常规换药。每日淋洗 2 ～ 4 次，每次 15 分钟左右，每剂药可连用两天。

◆ 2. 适应证

适用于疖、痈破溃流脓或创伤感染、皮肤溃疡等，特别是发生在腹部及腰背部者。

◆ 3. 注意事项

淋洗时，药液量的大小、喷淋时间的长短可依具体病症而定。用于治疗痈肿溃疡的药水不能重复使用。淋洗的时候要做好保暖，治疗结束后及时擦干局部皮肤。夏季药液放置时间不能太长，防止变质，可放在冰箱内冷藏保存。

三、冲洗法

冲洗法是用药物煎汤冲洗清洁伤口，促进疮口愈合的方法。

◆ 1. 操作方法

可以根据患儿的具体病症选择适当的中药材，煎汤取药液，加入适量的凉开水冲洗创口。每日冲洗数次，至脓水尽。

◆ 2. 适应证

适用于外科疮疡后期，脓肿已溃，脓水较多时。

◆ 3. 注意事项

皮肤有较大面积创口的时候要慎用。

四、擦洗法

擦洗法是用药物煎汁，擦洗患处的治疗方法。

◆ 1. 操作方法

将选中的药材放入锅内，倒入适量清水浓煎，过滤取汁，至药液温热时擦洗患处。如果是治疗各种疣，宜先擦破表皮，至微微觉痛为宜。每日 2 ~ 3 次，每次擦洗 10 分钟左右。

◆ 2. 适应证

适用于各种疣（如扁平疣等）、头痛、风湿性关节炎、脱发等。

◆ 3. 注意事项

擦洗时不能太过用力。

五、浸洗法

指的是用药液、药酒、药醋浸洗患处或其他局部，以达到治疗目的的方法。这种方法能让药液较长时间地作用在患处,发挥其治疗作用。

◆ 1. 操作方法

根据不同病症选择适当药物,将所选药物加工取汁,用以浸洗患处或身体局部。每天浸洗 1 ~ 2 次,每次浸洗 30 ~ 60 分钟。可以根据病症的寒热,采用冷浸或热浸。

◆ 2. 适应证

各种癣,如手癣、足癣、甲癣、体癣、股癣等。跌打损伤之肢体肿胀疼痛,以及风寒感冒汗不出、脚气冲心、小便不通、脱肛等。

◆ 3. 注意事项

治疗股癣时,浸洗液浓度不能太高。治疗的时候注意做好保暖工作,避免风寒,浸洗完毕,将局部擦干,防止着凉。

熏洗法

从中医的角度来说,熏洗法是一种利用药物煎汤进行熏蒸、淋洗的疗法。这种疗法是借助药力和热力,通过皮肤、黏膜作用在机体,以促进腠理疏通、脉络调和、气血流畅,进而达到预防和治疗疾病的目的。

◆ 1. 操作方法

(1)全身熏洗法:选取适当的中药材放入锅内,倒入适量清水煎汤取药液,倒入浴盆内,先在盆内放个小木凳,高出液面 3寸左右,让患者坐在小木凳上,用布单或毯子从上面盖住,仅露出头面，防止热气外泄。等到药液不烫人时，取出小木凳，使患者浸在药液内，进行全身沐浴，以汗出为度。全身熏洗法适用于全身性皮肤病等疾患。

（2）局部熏洗法：选取适当的中药材放入锅内，倒入适量清水煎汤取药液，先熏，后洗头面、手足、四肢、眼目等身体局部，以治疗局部疾病。

头面熏洗法：选取适当的中药材放入锅内，倒入适量清水煎汤取药液，倒入消完毒的脸盆中，先和盆保持一定距离，进行头面部熏蒸，至药液温度适宜再进行洗发、洗头、洗面。适用于头面部疾病的治疗等。面部急性炎症渗出明显的皮肤病慎用此法。

目浴法：选取适当的中药材放入锅内，倒入适量清水煎汤取药液，倒入洗杯内，先低头，让眼部和杯口相对进行熏蒸，等到药液温度适宜后，再用消毒纱布或棉球吸取药液淋洗患眼，每日2～3次，每次20分钟。这种方法是利用药液温热的作用，使眼部气血通畅，促进药物的局部吸收，进而疏通经络、消肿、收泪止痒等。眼部有伤口或患有恶疮者不宜使用这种方法。

手足四肢熏洗法：选取适当的中药材放入锅内，倒入适量清水煎汤取药液，趁热倒入盆内，先熏手足四肢，再浸泡淋洗。这种方法是临床常用的治病护肤的方法。

坐浴法：选取适当的中药材放入锅内，倒入适量清水煎汤取药液，趁热倒入盆内，盆上放置带孔横木架，患者暴露臀部坐在木架上进行熏蒸，等到药液变温后，拿掉横木架，将臀部浸入盆中浸洗。这种方法适用于肛门及会阴部疾病。

漏渍法：选取适当的中药材装在纱布袋内，缝好后放在砂锅或搪瓷盆内，倒入适量清水煮沸后，再继续煮10～30分钟。将药袋取出，再将药汤倒入木盆内，或用原来的搪瓷盆，于盆上放置带孔横木架，将患肢放在横木架上进行熏洗，外盖布单或毛巾，防止热气外透，等到药汤变温时，再用消毒纱布或干净毛巾蘸药汤或用药袋热渍患处，稍凉后再换热药汤，连续趁热漏渍患处。这种方法主要用于四肢或头面部疾患。

◆ 2. 注意事项

熏洗的过程中为了避免药液蒸汽散失，要加盖被单，或者用筒状罩罩住患部和盛药液的容器。部分病证需延长熏蒸时间，可将铁秤砣或洗净的鹅卵石烧红，放入盆内，延长加热时间，加强蒸发。其他注意事项参见全身熏蒸和沐浴法。

第三章
小儿药浴疗法的注意事项

药浴器具

　　家庭药浴使用的器具主要分为全身浸浴器具、局部浸浴器具和熏浴器具三类。

◆ 1. 全身浸浴器具

　　一般家庭用的浴盆、浴池、浴缸都能作为浸浴器具。材质包括搪瓷、铝、铜、木等。器具大小要适宜，不能过大或过小。

◆ 2. 局部浸浴器具

　　局部浸浴器具包括家庭用的盆、缸、桶、罐、碗、杯等。

◆ 3. 熏浴器具

　　家用熏浴时，可使用简易浴罩，使入浴者头部外露，其余放在罩内，其内置熏蒸器。如果是局部熏蒸，可将药液置于可用于直接加热的容器里，如铜、陶、搪瓷、铁等材质的容器。然后直接加热容器，使药液蒸发作用于治疗部位即可。为提高疗效也可制作一个锥筒，用于收集气液，使治疗部位吸收的蒸汽更多。此外，市场上也有专门的医用熏浴器具、中药离子熏蒸器等专用器具，操作简便。

药浴前的准备

小儿药浴前的准备工作包括以下几点。

准备好药浴器具、用品：药浴盆、水壶、毛巾、药液等。药浴盆用来容纳患儿进行药浴，水壶用于按比例将药物和水混合，毛巾用于药浴后包裹患儿身体，药液要根据医生建议的配方煎取。

测量水温：药浴的水温不能太高也不能太低。建议用手背感受一下水温，以不烫手为宜。

提前做好皮试：每个孩子的体质不同，药浴前应清楚孩子对中草药是否过敏，可以将药液放在手臂弯或耳后试用，两分钟内没有过敏反应就能正常使用药液。如果宝宝出现过敏现象，不妨用淡盐水冲洗过敏处，过段时间就能消退，同时咨询医生，请医生给出新的治疗方案。

注意保暖：药浴过程中，应注意保持室内温度适宜，防止宝宝受寒。

注意安全：药浴过程中，注意宝宝的安全，防止宝宝在浴盆内滑倒或出现其他意外。

观察病情：药浴过程中，应注意观察宝宝的病情，一旦有异常情况，要立刻停止药浴，同时寻求医生帮助。

掌握药浴的时间和次数：药浴时间、次数要听从医生的建议，不宜长期或过频用药浴。

总之，小儿药浴前的准备工作必须仔细认真，确保宝宝的安全和健康。如有疑虑或出现不适症状，要及时就医并告知医生孩子的用药情况。

水温的选择

药浴是中医传统的治疗方法之一，在儿科中应用广泛。小儿药浴能够借助中药的药效和热水的温热作用，改善血液循环，促进新陈代谢，从而达到预防和治疗疾病的目的。然而，由于小儿的皮肤较为娇嫩，药浴过程中需要注意药水的温度，药水的温度直接影响治疗效果和患者的舒适度。

根据医学研究和临床实践，药浴疗法按水温高低可分为热水药浴（39～45℃）、温水药浴（37～38℃）、平温药浴（34～36℃）、凉水药浴（25～33℃）。

要准确地测量水温，可以使用水温计。如果没有水温计，也可以通过皮肤的感觉来大致判断。一般来说，如果皮肤触水不烫，说明水温与皮肤温度相当，属于温水；如果触水感觉热，甚至烫手，但可以忍受，则是热水；如果触水感觉稍温，则是平温；如果触水感觉凉，则是凉水。

◆ 1. 热水药浴

适用于风湿性关节炎、风湿性肌痛、慢性肌炎、肌纤维组织炎、类风湿性关节炎、各种骨伤后遗症等。热水药浴因具有发汗的作用也常应用于感冒初起、尿毒症、周围神经炎、神经根炎、肥胖症、银屑病等疾病的治疗。

◆ 2. 温水药浴

适应于一般临床各科疾病的治疗，是药浴疗法经常采用的水温。

◆ 3. 平温药浴

适应于精神过度兴奋、失眠、各种疼痛、消化功能不良等疾病。若高热，可作为降温手段。

◆ 4. 凉水药浴

主要适应于急性扭挫伤的初期。

总之，选择合适的水温是药浴疗法的重要环节，要根据患者的具体病情和体质来决定。实践过程中，要结合医学知识和患儿反应灵活调整药浴水温，以达到最佳的治疗效果。

操作流程及疗程

一、药浴操作流程

1. 将选好的中药材放入锅内，倒入适量清水煎汤，倒入容器内，先进行熏蒸，至药汤不烫时，再浸洗患部。身上有伤口时，冲洗前应先取下敷料（尤其是润滑性药膏敷料），按换药方法擦净伤口，之后再进行熏洗。

2. 根据患儿病情与发病部位的不同，可采取漏渍、淋洗、沐浴、坐浴等不同的方法进行药浴。身上有伤口时，浴盆及其他用具都要注意无菌操作，不要直接用手接触敷料和伤口。

3. 药浴完毕后，用干毛巾擦干患部或全身。如果是进行全身沐浴，要先换上一身干净的衣服，盖好被毯卧床休息 30 分钟。如果身上有伤口，药浴完毕后，用消毒纱布擦干患处，根据伤口情况来换药。

4. 最后，清理用品，将浴盆、木桶、纱布垫等清洗干净，擦干或晾干，放置整齐，以备下次使用。

二、药浴疗程

　　一般每日 1～2 次，每次 0.5～1 小时，以 3～30 天为 1 个疗程。如果是全身性皮肤病（皮肤瘙痒病、银屑病等）进行全身药浴时，每天可用两剂洗药煎汤洗浴，洗浴的时间可以适当延长，至全身发汗，同时产生舒适感即可。

第四章
小儿"肺"系疾病药浴疗法

小儿感冒

【疾病概述】

中医称感冒为"冒风""冒寒""伤风""重伤风""小伤寒"。指的是感受风邪或时行病毒,引起肺胃功能失调。感冒四季都能发病,以冬、春季节为多。从中医的角度讲,感冒一般分为风热、风寒和暑湿感冒,不同证型的感冒所选择的药浴方不同。

【症状表现】

鼻塞、流涕、喷嚏、头痛、恶寒、发热、全身不适、咳嗽等。

【常用药浴】

◆ 验方 1

中药配伍: 白芷、柴胡、前胡各12克,荆芥、防风、羌活、独活、生姜各9克。

药浴方法: 将上述中药材放入锅内,倒入适量清水煎煮30分钟,等到水温适宜时进行全身泡浴,沐浴的同时可以饮用热水,加强排汗,加强疗效。

功能主治: 适用于风寒感冒。

◆ **验方 2**

中药配伍： 石膏、知母、牛蒡子、水牛角、寒水石各 30 克。

药浴方法： 将上述中药材放入锅内，倒入适量清水煎煮 40 分钟后，浸泡双足 30 ~ 40 分钟。

功能主治： 清热解毒，适用于病毒性感冒。

◆ **验方 3**

中药配伍： 金银花、连翘、荆芥、薄荷、牛蒡子、淡豆豉、桔梗、桑叶、菊花、前胡、杏仁、板蓝根、甘草各 20 克。

药浴方法： 将上述中药材放入锅内，倒入适量清水煎煮 40 分钟后，浸泡双足 30 ~ 40 分钟。

功能主治： 清热解毒，适用于病毒性感冒。

◆ **验方 4**

中药配伍： 香薷、苏叶、厚朴、藿香各 12 克，羌活、淡豆豉各 10 克。

药浴方法： 将上述中药材放入锅内，倒入适量清水煎煮 30 分钟，至水温适宜时进行全身泡浴，沐浴的同时多喝热水，促进排汗，还要不断吸入蒸汽，加强疗效。

功能主治： 适用于暑湿感冒。

◆ **验方 5**

中药配伍： 板蓝根、大青叶、蒲公英各 30 克。

药浴方法： 将上述中药材放入锅内，倒入适量清水煎煮 40 分钟后，浸泡双足 30 ~ 40 分钟。

功能主治： 适用于风热感冒。

◆ **验方 6**

中药配伍： 桑叶、金银花各 50 克，菊花、薄荷、芦根、竹叶、牛蒡子、杏仁、柴胡、黄芩、连翘各20克,甘草、桔梗各15克。

药浴方法: 将上述中药材放入锅内,倒入适量清水煎煮30分钟,待水温适宜时进行全身泡浴,沐浴的同时多喝热水,加强排汗,加强疗效。

功能主治: 适用于风热感冒。

小儿发热

【疾病概述】

引起发热的原因很多,最常见的是感染(包括各种细菌感染、病毒感染、支原体感染等),其次是结缔组织病等。此节所涉及药方主要应用于外感发热。

【症状表现】

小儿发热的主要症状是体温升高,可能伴有头痛、咳嗽、流鼻涕、食欲不振、乏力等症状。

【常用药浴】

◆ 验方1

中药配伍: 葱白150克,生姜50克,苏叶、羌活、防风、白芷、前胡、桔梗、陈皮、甘草、茯苓、杏仁各15克,麻黄、荆芥、桂枝各9克。

药浴方法: 将上述中药材放入锅内,加入适量清水煮30分钟,水温适宜时进行全身泡浴。

功能主治: 适用于风寒发热。

◆ **验方 2**

中药配伍: 蒲公英、生石膏各 30 克,金银花、黄芩、连翘、葛根、羌活、藿香、防风、钩藤各 15 克,大黄 10 克。

药浴方法: 将上述中药材研成粗末,混合均匀,按每周岁取 5 克药粉,加水适量煎至 500 毫升,药液加水调节温度,趁热度合适洗浴,每次 15 ~ 20 分钟,每日两次。

功能主治: 清热解毒,解暑退热,散风、胜湿、止痛,适用于风热发热。

◆ **验方 3**

中药配伍: 金银花、连翘、黄芩、板蓝根、竹叶各 15 克,薄荷、檀香片各 20 克,大青叶 30 克,冰片 3 克。

药浴方法: 将前 5 味药和大青叶、檀香片研成粗末,加清水浸泡煎煮 5 分钟,滤出药液,再煎 1 次,合并两次药液。加入薄荷、冰片浸泡,等到冰片溶解。用时取一半药液倒入盆内,倒入适量温水洗浴患儿全身。每次 15 分钟,以汗出为佳,每日 1 剂,每日两次,连用两天为 1 个疗程。

功能主治: 清热解表,解毒退热,主治小儿风热发热或小儿暑热。

◆ **验方 4**

中药配伍: 生姜、大蒜各 50 克,桂枝、白芍、甘草各 25 克,杏仁 15 克,大枣 30 颗。

药浴方法: 将上述中药材倒入锅内,加适量清水煮 30 分钟,待水温适宜时进行全身泡浴。

功能主治: 适用于风寒发热。

◆ 验方 5

中药配伍： 香薷、藿香、白扁豆、金银花、连翘各 40 克，木棉花、丝瓜络各 20 克，厚朴、甘草各 10 克。

药浴方法： 将上述中药材放入锅内，倒入适量清水煮 30 分钟，待水温适宜时进行全身泡浴。

功能主治： 适用于暑热伤气发热。

◆ 验方 6

中药配伍： 金银花 15 克，竹叶 9 克，桑叶 6 克，甘蔗 100 克，白糖 20 克，白萝卜 120 克。

药浴方法： 将上述中药材放入锅内，加适量清水煮 30 分钟，待水温适宜时进行全身泡浴。

功能主治： 适用于风热发热。

◆ 验方 7

中药配伍： 大青叶 20 克，柴胡、板蓝根、黄芩、防风、金银花各 15 克，生姜 10 克，冰片 3 克。

药浴方法： 将上述中药材放入锅内，倒入适量清水煮沸 30 分钟。滤去药渣，加水再煎 1 次，将两次药液合并加入冰片，取一半药液加温水控制在 25℃ 左右，温洗患儿全身，每日 1 剂，分两次洗浴。

功能主治： 清热解毒，散风退热，适用于风热感冒及由细菌、病毒引起的发热。

小儿咳嗽

【疾病概述】

《幼幼集成·咳嗽证治》中说："凡有声无痰谓之咳,肺气伤也;有痰无声谓之嗽,脾湿动也;有声有痰谓之咳嗽,初伤于肺,继动脾湿也。"可见,咳和嗽在含义上不同,临床上两者常合并出现,故通称咳嗽。此病多发生在冬、春二季,以婴幼儿最为多见。《景岳全书·咳嗽》中指出:"夫外感之咳,必由皮毛而入,盖皮毛为肺之合,而凡外邪袭之,则必先入于肺,久而不愈,则必自肺而传于五脏也。内伤之嗽,必起于阴分,盖肺属燥金,为水之母,阴损于下,则阳孤于上,水涸金枯,肺苦于燥,肺燥则痒,痒则咳不能已也。"说明咳嗽可由外邪侵袭所致,也可由内因而致,总之,其发病原因皆为肺脏受累、宣肃失司。

【症状表现】

咳嗽声重、咳痰、喉咙痒、喉咙疼痛、胸闷气短等。

【常用药浴】

◆ 验方1

中药配伍: 枇杷叶、紫苏叶、杏仁各60克。

药浴方法: 将上述中药材放入锅内,倒入3000毫升清水,煎沸15分钟,取汁另盛,药渣加水1500毫升煮沸15分钟,取汁,二煎药液合并倒入浴盆,按全身熏洗法操作。每次30分钟,每日1剂,熏洗两次。

功能主治: 疏风散寒,宣肺止咳,适用于风寒咳嗽。

◆ 验方 2

中药配伍： 紫菀、白前、百部、桔梗各 18 克，荆芥、陈皮各 9 克，甘草 6 克。

药浴方法： 取上述中药材放入锅内，倒入 1000 ~ 1500 毫升清水，煮沸，取药液倒入有嘴壶中，盖住壶口。趁热将壶嘴对准患儿口鼻熏蒸，并令患儿深吸之，熏蒸至药凉。凉后加热，反复重吸。每日 1 剂，早晚各 1 次。

功能主治： 疏风清热，宣肺止咳，适用于风寒或痰湿咳嗽。

◆ 验方 3

中药配伍： 紫苏、柴胡、荆芥、薄荷各等分（4 岁以下各用 20 克，4 岁以上各用 30 克）。

药浴方法： 将上述中药材放入锅内，倒入 1000 ~ 1500 毫升清水，煎煮 5 分钟左右。用药液反复擦洗患儿全身。每次洗 10 ~ 15 分钟，每日 1 次。

功能主治： 辛凉解表，宣肺清热，适用于风寒咳嗽。

◆ 验方 4

中药配伍： 生姜 120 克。

药浴方法： 煎水浴足。

功能主治： 解表散寒，宣肺止咳，适用于风寒咳嗽。

◆ 验方 5

中药配伍： 麻黄、紫苏叶、荷花、金银花各 10 克，细辛 2 克，冰片 3 克。

药浴方法： 将上述中药材放在小口或带嘴的药壶中，倒入适量清水，煮沸后当蒸汽从药壶中冒出时，让小儿口鼻挨近蒸汽，以不烫而又能充分吸入为宜，每次 15 分钟，每 4 ~ 6 小时 1 次。

功能主治：解表散寒，宣肺止咳，适用于风寒咳嗽。

◆ **验方6**

中药配伍：款冬花蜜拌，晾干。

药浴方法：将药材放入有嘴壶中点燃，吹熄明火后，立即盖住壶口，旋即将壶口对准患者口鼻熏之，患者吸之。若胸中发闷，抬起头，以指掩壶嘴，稍定再熏吸之，每次熏吸3～5分钟，每日1次。

功能主治：清肺、化痰、止咳，适用于痰热咳嗽。

小儿肺炎喘嗽

【疾病概述】

肺炎喘嗽是小儿时期常见的肺系疾病之一。肺炎喘嗽的诱因可分为外因和内因两大类。外因主要是感受风邪，小儿因寒温失调、风邪外袭而为病，风邪多夹热或夹寒为患，其中以风热为多见。肺炎喘嗽的病变主要在肺。肺为人体之娇脏，性喜清肃，外合皮毛，开窍于鼻，感受风邪，首先侵犯肺卫，导致肺气郁闭，清肃之令不行。痰是其病理产物，常见痰热胶结，阻塞肺络，亦有痰湿阻肺者，肺闭会加重痰阻，痰阻又进一步加重肺闭，形成宣肃不行而加重病情。

【症状表现】

以发热、咳嗽、痰壅、气急、鼻扇为主要症状，重者涕泪俱闭、面色苍白发绀。年龄越小越易发病，且病情越严重，预后一般良好。

【常用药浴】

◆ 验方 1

中药配伍： 白萝卜 250 克，石膏 30 克。

药浴方法： 将白萝卜洗净，切片备用。先取石膏择净，放入药锅中，倒入适量清水，浸泡 20 分钟后，温水煮沸 15 分钟，再加入白萝卜，煮沸后过滤取汁，将药液倒入浴盆中，至温度达到 36 ~ 40℃时，将患儿双足放入盆内足浴。每日 1 剂，每日 3 次，每次 10 ~ 15 分钟，连用 5 剂。

功能主治： 清热宣肺，用于小儿肺炎咳喘。

◆ 验方 2

中药配伍： 鱼腥草、夏枯草、鹅不食草、赤芍各 10 克，麻黄、桂枝、白芍各 3 克，桔梗、细辛各 2 克。

药浴方法： 将上述中药材放入锅内，倒入适量清水浓煎 50 毫升备用。每次取药液 10 毫升超声雾化吸入。

功能主治： 辛温宣肺，化痰止咳，适用于小儿肺炎咳嗽。

◆ 验方 3

中药配伍： 大力子 15 克，桑叶、菊花、鱼腥草、杏仁各 10 克。

药浴方法： 将上述中药材放入药锅内，倒入适量清水，浸泡 5 ~ 10 分钟后，煮沸，过滤取汁，将药液倒入浴盆中，至温度适宜时将患儿双足放入盆内进行足浴。每日 1 剂，每日 3 次，每次 10 ~ 15 分钟，连用 5 日。

功能主治： 清热化痰，宣肺平喘，用于小儿肺炎咳喘。

◆ 验方 4

中药配伍： 金银花、鱼腥草各 20 克，桑叶、知母各 15 克，杏仁、前胡、白前各 10 克，桔梗 6 克，甘草 3 克。

药浴方法： 将上述中药材放入锅内，倒入适量清水煎汤。用雾化法将药液气雾吸入，每日3次，5～7日为1个疗程。

功能主治： 辛凉宣肺，清热化痰，适用于小儿肺炎咳喘。

◆ 验方5

中药配伍： 鱼腥草20克，远志、葶苈子各10克。

药浴方法： 将上述中药材放入锅内，倒入100毫升清水，浓煎取药液40毫升备用。取药液分3～4次超声雾化吸入。

功能主治： 清热宣肺，涤痰定喘，适用于小儿肺炎咳喘。

◆ 验方6

中药配伍： 石膏30克，杏仁10克，麻黄、甘草各5克。

药浴方法： 先将石膏放入药锅中，加入清水适量，浸泡5～10分钟后，水煎沸后，再将余药放入同煎，过滤取汁，将药液倒入浴盆中，至药温达到36～40℃时，将患儿双足放入进行足浴。每日1剂，每日3次，每次10～15分钟，连续3～5天。

功能主治： 清热宣肺，适用于小儿肺炎咳喘。

小儿哮喘

【疾病概述】

哮喘是小儿时期的常见疾病，以发作性喉间哮鸣气促、呼气延长为特征，严重者不能平卧。哮指声响，喘指气息，临床上哮常兼喘。小儿哮喘的发病可分为内因和外因。

内因主要为痰饮内伏，与肺、脾、肾三脏有关，外因主要为感受外邪，接触异气。小儿肺脏娇嫩，脾常不足，肾常虚。肺虚则卫外失固，腠理不密，容易受外邪所侵，邪阻肺络，气机不利，津液凝聚为痰；脾主运化水谷精微，脾虚不运，生湿酿痰，上贮于肺；肾气虚弱，无法蒸化水液而为清津，上泛为痰，聚液成饮。

外因以外感六淫为主，冬、春季多为风寒、风热，秋季乍冷乍热，外邪常乘虚入侵。邪入肺经，引动伏痰，痰阻气道，肺失肃降，气逆痰动而为哮喘。此外，若接触异气，如异味、花粉、汽油、羽毛等，或嗜食酸咸甜腻，也会刺激气道，影响肺之通降功能，进而诱发哮喘。情志失调、过度疲劳都可能会导致哮喘反复发作。

【症状表现】

咳嗽、喘息、呼吸困难，甚至胸闷等。

【常用药浴】

◆ 验方 1

中药配伍： 炙麻黄、白果、地龙各 15 克，杏仁、射干、五味子、半夏、茶叶、甘草各 10 克，生姜 3 片，葱白 2 段（上量为 3～5 岁小儿常用量，临床中视其年龄大小适当增减药量，发热者用生麻黄易代替炙麻黄）。

药浴方法： 将上述中药材放入锅内，倒入适量清水煎 20 分钟后取汁，趁热熏洗前胸和后背部。每次 20 分钟，每日两次。

功能主治： 温肺、化痰、平喘，适用于寒哮类型的哮喘。

◆ 验方 2

中药配伍： 白芍 24 克，麻黄、半夏各 20 克，五味子 15 克，桂枝、细辛、甘草各 6 克，生姜 4 片。

药浴方法： 将上述中药材放入锅内，倒入 1500 毫升清水浓煎,取汁 500 毫升,至药液温后擦洗后背。每次 15 分钟,每日 3 次。

功能主治: 温肺散寒,化痰定喘,适用于寒哮类型的哮喘。

◆ **验方 3**

中药配伍: 射干 12 克,款冬花、杏仁、五味子、苏子、法半夏、紫菀、橘红各 10 克,麻黄 8 克,炙甘草、细辛各 6 克,生姜 5 片。

药浴方法: 将上述中药材放入有嘴壶内,倒入适量清水煮沸,让患儿从壶嘴处吸入蒸汽。每日 2 ~ 4 次,每次 15 ~ 20 分钟。每日 1 剂,10 日为 1 个疗程。雾吸时,可先在患儿口鼻周围涂以凡士林,以防熏烫伤。

功能主治: 温肺散寒,化痰平喘,适用于寒哮类型的哮喘。

◆ **验方 4**

中药配伍: 生石膏 60 克,白芍 24 克,杏仁、黄芩、夏枯草、苍耳子各 20 克,麻黄、辛夷各 15 克,甘草 6 克。

药浴方法: 将上述中药材放入锅内,倒入 1500 毫升清水浓煎,取汁 500 毫升。待药液温后擦洗后背。每次 15 分钟,每日 3 次。

功能主治: 清肺化痰,止咳平喘,适用于热性哮喘或寒热夹杂型哮喘。

◆ **验方 5**

中药配伍: 鱼腥草 30 克,生石膏 24 克,黄芩 15 克,麻黄、杏仁各 12 克,甘草 9 克。

药浴方法: 将上述药材放入锅内,倒入 1000 ~ 1500 毫升清水煎 25 分钟,取液 300 ~ 500 毫升,再加水调好温度,趁温沐浴患儿。每次 15 ~ 20 分钟,每日两次。

功能主治： 清肺、化痰、平喘，适用于热性哮喘。

◆ **验方 6**

中药配伍： 白凤仙花草 1 株，艾叶、杏仁各 30 克，白果仁 25 克，诃子 20 克，延胡索、川椒目各 15 克。

药浴方法： 将上述中药材放入锅内，水煎后，熏洗肺俞穴、云门穴、中府穴，每日 2 ～ 3 次。

功能主治： 泻肺补肾，适用于风寒型哮喘和痰湿型哮喘。

小儿反复呼吸道感染

【疾病概述】

小儿反复呼吸道感染是指小儿 1 年内上、下呼吸道感染反复发作的临床综合征，是常见的儿科疾病之一。主要发生在 6 岁以下的婴幼儿，多发生于冬、春两季。从中医的角度上说，此病多为脾肺气虚所为，当以健脾补肺、固护肌表为治。

【症状表现】

以感冒、咳喘等症状反复发作，或久治难愈、自汗、神气怯弱为基本特征。

【常用药浴】

◆ **验方 1**

中药配伍： 苍术 150 克，白芷 100 克，防风 60 克，菊花、薄荷各 50 克，辛夷 20 克，藿香、细辛各 15 克，山柰、冰片各 10 克。

药浴方法： 将上述中药材共研细末，分装在药袋内，每袋 20

克。每次取药末1袋，倒入浴盆内，冲入沸水，至药液温时足浴。每袋可用两天，每日1次，连续1～2周。

功能主治：补肺固表，适用于风寒感冒和病毒性上呼吸道感染等类型的呼吸道感染。

◆ 验方2

中药配伍：黄芪、白术、柴胡、升麻、桂枝各10克，陈皮5克。

药浴方法：将上述中药材放入药锅内，倒入适量清水，浸泡5～10分钟后，水煎取汁，倒入浴盆中，至药液温时足浴。每日两次，每次10～20分钟，每日1剂，连用7～10剂。

功能主治：升阳健脾，益气补肺适用于风热感冒和病毒性上呼吸道感染等类型的呼吸道感染。

◆ 验方3

中药配伍：黄芪、白术、防风各20克。

药浴方法：将上述中药材放入药锅内，研细末，分装在3个药袋中，每袋20克。每次取药末1袋，倒入浴盆中，冲入沸水，至药液温时足浴。每袋可用两天，每日1次，连续1～2周。

功能主治：补肺固表，适用于风寒引起的呼吸道感染。

小儿肺炎

【疾病概述】

此病病因，外因责之于感受风邪，内因责之于小儿形气未充、肺脏娇嫩、免疫力差而发病，为小儿常见病证。主要是外感风邪所致，以冬、春季最为多见。常继发于麻疹、感冒之后，或在其他疾病过程中，因小儿正不胜邪，也可并发或续发此病。两岁以下婴幼儿多见，年龄越小，发病率越高，病情越重。出现变证者，宜采取综合方法治疗，不宜应用熏洗之法。

【症状表现】

常表现为风寒表证，但恶寒、发热、身痛等全身症状较重。临床以发热咳嗽、气急鼻煽、涕泪闭塞、张口抬肩、摇身撷肚为主要症状。

【常用药浴】

◆ 验方 1

中药配伍： 菊花、桔梗、连翘、杏仁、甘草各 6 克，薄荷 3 克。发热者加黄芩；喘憋者加麻黄、桑叶；痰多者加瓜蒌、陈皮。

药浴方法： 将上述中药材放入药锅内，倒入 200 ~ 300 毫升清水，浸泡 10 分钟，煮沸 15 分钟后，放在患儿头侧，用毛巾做成半敞开式气雾罩，患儿可闻到中药蒸汽即可，每次闻吸中药气雾 20 ~ 30 分钟。每日 1 次，每剂药每日可煮沸闻吸 4 ~ 6 次。

功能主治： 风热闭肺，主治风热闭肺型肺炎。

◆ 验方 2

中药配伍： 金银花、鱼腥草各 30 克，前胡 20 克，桑叶、知母各 15 克，杏仁、白前各 10 克，桔梗 6 克。

药浴方法： 将上述中药材放入锅内，倒入适量清水煎汤，熏洗患儿前胸及后背。每日 3 次，5 ~ 7 日为 1 个疗程。

功能主治： 风热闭肺，主治风热闭肺型肺炎。

◆ 验方 3

中药配伍： 生大黄、生枳实各 9 克，鲜松柏 1 把，青萝卜中节

6厘米,生姜1块,带根葱白10厘米,麸皮半碗,黄酒1杯。

药浴方法: 将生大黄、生枳实研细末,入诸药捣烂如泥,分装在两个纱布袋中,并扎紧口。将药包放在盆内,倒入适量清水,煎煮15～20分钟,取出药包,至药汤冷却至40℃左右,趁热浸洗患儿双足。

功能主治: 温肺化痰,主治风热闭肺型肺炎。

◆ 验方4

中药配伍: 紫苏子15克,麻黄、杏仁、洋葱、陈皮各10克,甘草6克,生姜3片。

药浴方法: 将上述中药材放入药锅中,倒入适量清水,煎15分钟,取药液擦洗前胸、后背,每次15分钟,每日两次。

功能主治: 温肺化痰,主治风寒闭肺型肺炎。

◆ 验方5

中药配伍: 鱼腥草30克,生石膏20克,瓜蒌15克,麻黄、黄芩、葶苈子各10克,杏仁、甘草各6克。

药浴方法: 将上述中药材放入锅内,倒入适量清水,煎20分钟,加水至适宜温度熏洗全身。每次20分钟,每日两次。

功能主治: 清热宣肺,涤痰定喘,主治痰热闭肺型肺炎。

第五章
小儿"脾"系疾病药浴疗法

小儿积滞

【疾病概述】

《证治准绳·幼科·宿食》中记载:"小儿宿食不消者,胃纳水谷而脾化之,儿幼不知搏节,胃之所纳,脾气不足以胜之,故不消也。"说明了积滞的病因主要为乳食不节,伤及脾胃,致脾胃运化功能失调。已断奶的小儿则可能为饮食不节、饥饱失常或食入不易消化食物,导致脾胃损伤、停滞不化、气滞不行。

【症状表现】

不思饮食、食而不化、腹部胀满,或发热、大便腥臭等。

【常用药浴】

◆ 验方 1

中药配伍:生姜、紫苏叶各30克。

药浴方法:将上述中药材放入锅内,倒入适量清水,煎煮5分钟后过滤去渣,将药汤放在盆中,自上而下揉洗腹部,至冷为止,每次15分钟。每日两次,连用两日。

功能主治:消食化滞,温中散寒,适用于乳食内积。

◆ **验方 2**

中药配伍：党参、白术、麦芽、陈皮各适量。

药浴方法：将上述中药材研粗末混匀，每次取 500 ～ 1000 克，加水 3000 毫升，煎取 2500 毫升。把药液倒入浴盆内趁温时沐浴，水凉出浴，每日两次。

功能主治：健脾助运，消食化滞，适用于脾虚夹积而致的小儿积滞。

◆ **验方 3**

中药配伍：枳实、木香、陈皮、莱菔子各适量。

药浴方法：将上述中药材放入锅内，倒入 2000 ～ 2500 毫升清水，煮沸 10 分钟。取出药液，倒入盆中，加水至 10000 ～ 15000 毫升，待温度适宜时沐浴。每次 20 ～ 30 分钟，每日 2 ～ 3 次。再用时再加热即可，每剂药可连用两次。

功能主治：适用于脾虚夹积而致的小儿积滞。

◆ **验方 4**

中药配伍：白术、枳实、大黄、槟榔各适量，等分。

药浴方法：将上述中药材共研为粗末，混合均匀。每取 50 ～ 100 克药粉，倒入 1000 毫升清水，煎沸 5 分钟，倒入盆内，趁热熏蒸腹部；至药液水温适度后，用毛巾蘸药液擦洗自胸口至小腹部。每日 2 ～ 3 次，每次熏洗 30 分钟。下次用时再加热即可，可连用两次。

功能主治：健脾消食，荡涤化积，适用于脾虚而致的小儿积滞。

小儿鹅口疮

【疾病概述】

鹅口疮是指小儿口腔、舌上满布白屑,状如鹅口。因其色白似雪片,因而得名雪口。婴儿口腔黏膜嫩薄,易发生鹅口疮,常见于早产儿或久病、久泻、体质羸弱的婴儿。

【症状表现】

心脾积热症状:口腔舌面满布白屑,面赤唇红,烦躁不宁,叫扰啼哭,口干或渴,大便干结,小便短黄,舌质红,脉滑。

虚火上浮症状:口舌白屑稀散,周围红晕不著,口舌糜烂,形体怯弱,面白颧红,神气困乏,口干不渴,大便溏,舌嫩红,脉细。

【常用药浴】

◆ 验方 1

中药配伍: 板蓝根30克,金银花、野菊花、重楼各15克,黄芩9克,生甘草6克。

药浴方法: 将上述中药材放入锅内,倒入600毫升清水,煮沸20分钟,取汁,再加水400毫升,煮沸20分钟,过滤取汁,混合两次药液,用纱布蘸药液涂擦患处,或含漱。每日5～6次。

功能主治: 适用于心脾积热之鹅口疮。

◆ 验方 2

中药配伍: 板蓝根20克,薄荷5克。

药浴方法: 将上述中药材放入锅内,倒入适量清水煎汁备用。取药液一半洗擦患处,每日5～6次,另一半分2～3次内服。

功能主治： 适用于心脾积热之鹅口疮。

◆ **验方 3**

中药配伍： 板蓝根10克。

药浴方法： 取板蓝根放入药锅内，倒入适量清水煎浓汁，用棉花团蘸药液反复擦洗患处。每日5～6次，10次为1个疗程。

功能主治： 适用于各种鹅口疮。

◆ **验方 4**

中药配伍： 活地龙10～15条，白糖50克。

药浴方法： 取活地龙放入锅内，倒入适量清水，洗净后置于杯内（不要弄断），撒上白糖，然后用镊子轻轻搅拌，使其与白糖溶化在一起，至呈黄色黏液，将药液盛在消毒瓶内备用。将此液涂布于疮面，3～5分钟后用棉球擦掉即可，每日3～4次，夜晚疼痛时可再外涂1次。用药3～5天可治愈。

功能主治： 适用于各种小儿鹅口疮。

◆ **验方 5**

中药配伍： 吴茱萸20克。

药浴方法： 将吴茱萸放入锅内，倒入适量清水，煎水洗足心。

功能主治： 滋阴潜阳，引火归原，适用于心脾积热之鹅口疮。

◆ **验方 6**

中药配伍： 麦芽15克，连翘、竹叶、蒲公英各10克，黄芩、栀子、甘草各6克，射干、马勃、薄荷各3克。

药浴方法： 取上述中药材放入锅内，加水400毫升煎汤，煎至100～150毫升，待适温，先取适量清洗、擦拭口腔黏膜，每日1剂，涂抹4～6次，余下汤剂分2～3次服用，至痊愈。

功能主治： 清热解毒，去腐生肌，适用于心脾积热之鹅口疮。

◆ **验方 7**

中药配伍：野菊花、蒲公英、犁头草、百草霜各 10 克,甘草 6 克,明矾 2 克。

药浴方法：将前 5 味药放入锅内,加入 500 毫升清水,浸泡 30 分钟后浓煎至 200 毫升,再加入明矾溶化,至温度适宜,用消毒棉签蘸药液洗涤口腔,随洗随拭。每日 5 ~ 6 次,每次 5 ~ 10 分钟。每日 1 剂,一般 2 ~ 3 日即可。

功能主治：清热解毒,祛腐生新,适用于心脾积热之鹅口疮。

小儿口疮

【疾病概述】

口疮病位在心脾胃肾,心开窍于舌,心脉通于舌上；脾开窍于口,脾络通于口；肾脉循喉咙连舌本；胃经循颊络齿龈。因此,不管是外感、内伤,凡化热、化火者都能循经上炎,熏蒸口舌而发病。总之,小儿口疮发生的原因以外感风热乘脾、心脾积热上熏、阴虚虚火上浮为主。

【症状表现】

风热乘脾症状：以口唇、颊内、齿龈、上腭等处出现疱疹溃疡,周围黏膜炊红,灼热疼痛,流涎拒食,伴随着发热恶风,咽喉红肿疼痛,舌质红,苔薄黄,脉浮数,指纹浮紫。

脾胃积热症状：颊内、齿龈、上腭、唇角等处溃疡较多,或满口糜烂,周围黏膜红赤灼热,疼痛不敢进食,烦躁流涎,面赤唇红,或伴身热,口臭,小便短赤,大便干结,舌质红,苔黄厚,脉滑数,指纹紫滞。

心火上炎症状：口舌溃疡或糜烂，舌尖边较多，色红赤灼热，疼痛烦躁，啼哭不止，面赤口渴，或伴发热，小便短赤，舌尖红赤，苔薄黄，脉细数，指纹紫。

虚火上浮症状：口腔溃疡或糜烂，稀散，周围色红不明显，略微疼痛，反复发作或迁延不愈，神疲颧红，盗汗，口干，手足心热，舌红，苔少或花剥，脉细数，指纹淡紫。

【常用药浴】

◆ 验方 1

中药配伍： 生石膏 15 克，黄芩、山栀、薄荷、生芦根各 10 克，柴胡、连翘、青黛各 6 克，甘草 5 克，克数根据辨证加减。风热乘脾症，加金银花、牛蒡子各 10 克，荆芥 6 克；脾胃积热症，可加用蒲公英 15 克，藿香、枳实各 6 克，大黄 3 克；心火上炎症，去柴胡、生石膏，加用生地黄、滑石各 10 克，灯心草 6 克，黄连 3 克；虚火上浮症，去生石膏，加生地黄 10 克，吴茱萸、知母、牡丹皮各 6 克。

药浴方法： 将上述中药材放入锅内，倒入适量清水煎煮，过滤药渣留汁，至药液温度适宜时，让患儿浸泡双足，使药液没过脚踝，家长可轻轻按摩患儿双足，以促进药物吸收。每天 1 次，3 天为 1 个疗程。

功能主治： 治疗各类口疮。

◆ 验方 2

中药配伍： 大黄、黄连各 10 克。

药浴方法： 取上述中药材放入清水泡 5 ～ 10 分钟，煎汁，取出一小杯含漱，每次含漱持续 3 分钟，每日 4 次。其余药液等晾至温度 40℃左右倒入木桶中足浴 10 ～ 30 分钟。每日两次，每日

1剂,5日为1个疗程,至痊愈。

功能主治: 清热解毒,通腑泻火,适用于心脾积热型口疮。

◆ 验方3

中药配伍: 金银花、蒲黄各30克,薄荷、细辛、生甘草各5克。

药浴方法: 将上述中药材放入锅内,倒入适量清水泡5～10分钟,煎汁后取出一小杯含漱,每次含漱持续3分钟,每日4次。其余药液晾至40℃左右,倒入木桶中足浴10～30分钟。每日两次,每日1剂,5日为1个疗程,至痊愈。

功能主治: 疏风泻火,清热解毒,适用于虚火上炎型类口疮。

◆ 验方4

中药配伍: 芦根50克,生地黄30克,玄参20克,木通10克,生甘草5克。

药浴方法: 取上述中药材放入锅内,倒入适量清水泡5～10分钟,煎汁,取出一小杯含漱,每次含漱持续3分钟,每日4次。其余药液晾至40℃左右,倒入木桶中足浴10～30分钟。每日两次,每日1剂,5日为1个疗程,至痊愈。

功能主治: 清心泻火,凉血解毒,治疗心火上炎型口疮。

小儿流涎

【疾病概述】

流涎,又称滞颐,俗称流口水,指儿童口涎不自觉地从口内流溢出来的病症,以3岁以下的幼儿最为多见。常见症状为小儿涎液增多,自动流出口外浸湿衣物或频繁吞咽、外吐唾液等。由于长期流出口水,致使口腔周围潮红,甚至发生糜烂,尤其以两侧的口角为明显。现代医学把此病称为"流涎症",其发病原因多是由于口咽黏膜炎症、面神经麻痹、延髓麻痹、脑炎后遗症或小儿呆小病等神经系统疾病所引起。

《素问·宣明五气》中有记载:"脾为涎。"涎具有保护口腔黏膜、润泽口腔的作用,进食时涎液分泌会增多,有助于食物的吞咽和消化,所以有"涎出于脾而溢于胃"的说法。正常情况下,涎液上行于口,但不溢于口外,可一旦脾胃功能失调,涎液就会增多。中医认为,此病主要是由脾胃虚寒、脾胃积热、心脾郁热及脾胃气虚等,使涎液不能受正常制约而流出口外所致。

【症状表现】

脾胃虚寒型:症见流涎不止,涎液清稀,面色苍白,四肢不温,大便稀薄,小便清长,舌质淡,苔白而滑。

脾胃积热型:症见小儿流涎,涎热而黏,口角糜烂,口臭而渴,烦躁不安,大便秘结,小便短赤,舌质红,苔黄。

心脾郁热型:症见小儿口涎外流,涎液黏稠而热,心烦不安,口赤口臭,大便干结,小便短赤,舌质红,苔薄黄。

脾胃气虚型:症见流涎清稀,面色萎黄,食欲不振,体倦乏力,舌质淡,苔薄白。

【常用药浴】

◆ 验方1

中药配伍:白矾30克。

药浴方法:将白矾放入锅内,倒入适量清水,煎至白矾熔化,倒入盆内,待药温适度后浸泡双足。每日早、晚各1次,每次30

分钟，一般用药 3 ~ 5 次见效，6 ~ 8 日即愈。

功能主治：导热消炎，适用于脾胃积热型流涎。

◆ 验方 2

中药配伍：肉桂、吴茱萸各 15 克。

药浴方法：将上述中药材放入锅内，加 1000 毫升清水，煎沸 10 分钟，将药液倒入浴盆内，待药温适度，每晚临睡前浸泡双足 1 次，每次 30 分钟，每剂可用两次。

功能主治：温脾散寒、止涎，适用于小儿口角流涎，由脾虚寒所致者尤宜。

◆ 验方 3

中药配伍：生石膏、藿香、山栀仁、甘草、防风各 15 克。

药浴方法：将上述中药材放入锅内，倒入适量清水煎沸，生石膏碎粉，后下，过滤取药液，至水温降至 36 ~ 40℃ 即可。每日 1 次，水浴 15 ~ 20 分钟。

功能主治：清热泻脾，适合于脾胃积热型流涎。

小儿厌食

【疾病概述】

小儿厌食，是指长期的食欲减退或消失，是一种慢性消化功能紊乱综合征，是儿科常见病、多发病，1 ~ 6 岁小儿多见。

【症状表现】

食量减少为主要症状，严重者可导致营养不良、贫血、佝偻病及免疫力低下,出现反复呼吸道感染,对儿童生长发育、营养状态和智力发展也有不同程度的影响。

【常用药浴】

◆ 验方1

中药配伍: 槟榔2份,高良姜1份。

药浴方法: 将上述中药材放入锅内,加水煮30分钟,趁热洗浴腹部,待水温适宜时进行全身泡浴。

功能主治: 适用于脾胃虚弱型小儿厌食症。

◆ 验方2

中药配伍: 连翘、橘皮各30克,土茯苓20克。

药浴方法: 将上述中药材放入锅内,加水煮30分钟,待水温适宜时进行全身泡浴。

功能主治: 适用于脾失健运型小儿厌食症。

◆ 验方3

中药配伍: 藿香、吴茱萸、山药、车前子、木香、丁香各10克。

药浴方法: 将上述中药材放入锅内,加水煮30分钟,待水温适宜时进行全身泡浴。

功能主治: 适用于脾胃气滞型小儿厌食症。

◆ 验方4

中药配伍: 茯苓、藿香、焦曲、焦谷、稻芽各10克,木香、川厚朴、川黄连、砂仁、鸡内金各3克,栀子6克。

药浴方法: 将上述中药材放入锅内,加水煮30分钟,待水温适宜时进行全身泡浴。

功能主治: 适用于脾胃虚弱型小儿厌食症。

◆ 验方 5

中药配伍： 沙参、麦冬、白扁豆、玉竹、天花粉各 10 克，山楂、麦芽、鸡内金各 7.5 克，百合 15 克。

药浴方法： 将上述中药材放入锅内，加水煮 30 分钟，待水温适宜时进行全身泡浴。

功能主治： 适用于脾胃阴虚型小儿厌食症。

◆ 验方 6

中药配伍： 北条参 10 克，炒白术、炒枳壳、乌梅各 6 克，炒白扁豆、炒薏苡仁、槟榔、莲米各 8 克，焦三仙 18 克，砂仁、胡黄连各 3 克。

药浴方法： 将上述中药材放入锅内，加水煮 30 分钟，待水温适宜时进行全身泡浴。

功能主治： 适用于脾失健运型小儿厌食症。

◆ 验方 7

中药配伍： 鲜石斛、麦冬各 12 克，玉竹 9 克，北沙参 15 克，山药 10 克。

药浴方法： 将上述中药材放入锅内，加水煮 30 分钟，待水温适宜时进行全身泡浴。

功能主治： 适用于脾胃阴虚型小儿厌食症。

◆ 验方 8

中药配伍： 白术、莱菔子各 10 克，神曲、枳实、山楂各 6 克，谷芽、麦芽各 12 克，陈皮 3 克。

药浴方法： 将上述中药材放入锅内，加水煮 30 分钟，待水温适宜时进行全身泡浴。

功能主治： 适用于脾胃虚弱型小儿厌食症。

【疾病概述】

从中医的角度,上火、小儿腹痛的原因主要包括食积腹胀、虫积腹胀、湿热腹胀、气结腹胀、脾虚腹胀、脏寒腹胀等。

【症状表现】

食积腹胀:脘腹胀满,痞硬拒按,嗳腐吞酸,呕恶不食,腹痛肠鸣,或痛则欲泻,泻后痛减,大便酸臭或秘结,夜眠不安,手足心热,苔白厚或白腻,脉沉滑,指纹沉滞。

虫积腹胀:腹部胀满,多伴脐周腹痛,时作时止,痛止如常人,或消瘦神疲,食少乏力,或烦躁不安,面色萎黄或苍白,或嗜食异物,大便或干或溏或见虫体,舌淡,苔薄白或花剥。

湿热腹胀:头昏身重,胸闷不饥,午后身热,汗出不解,口渴不欲饮,大便秽臭或便溏不爽,小便短少,脉濡数或滑数,苔厚腻或厚或黄或白。

气结腹胀:精神抑郁,腹胀嗳气,胸闷胁痛,不思饮食,或腹部攻撑作痛,部位不定,可牵引腰及小腹,舌淡红,苔薄白,脉弦紧。

脾虚腹胀:腹部胀满,不思饮食,食则饱胀,腹满喜按,或伴消瘦,困倦乏力,面色萎黄,大便溏薄,唇舌淡白,苔白,脉细弱。

脏寒腹胀:腹胀脘闷,腹满时减,复如故,得热则舒,精神困倦,怯寒懒动,面白肢冷,或呕吐下利,小便清长,口不渴,舌淡,苔白,脉沉迟。

【常用药浴】

◆ 验方 1

中药配伍： 山药、鸡内金、麦芽、黑丑各 30 克。

药浴方法： 将上述中药材共研粗末，每次取 30 ～ 50 克放入罐内，倒入清水 500 ～ 750 毫升，煎煮数沸，连渣倒入盆内，趁热熏蒸小儿腹部，水温降至 38℃左右后，用毛巾蘸药水擦洗自胸口至小腹。每次熏洗 15 ～ 30 分钟，每日两次。

功能主治： 健脾消食，化积逐邪，适用于食积腹胀型小儿腹痛。

◆ 验方 2

中药配伍： 乌梅、黄连各 480 克，干姜 300 克，细辛、熟附子、党参各 180 克，川椒、当归各 120 克。

药浴方法： 将上述中药材放入锅内，倒入 1000 ～ 1500 毫升清水，煮沸，取药液倒入盆中，等到温度适宜时熏洗患儿腹部。每日 1 剂，早晚各 1 次。

功能主治： 安蛔、止痛、行气，适用于虫积腹胀型小儿腹痛。

◆ 验方 3

中药配伍： 湿重于热用三仁汤：薏苡仁、滑石各 18 克，杏仁、半夏各 15 克，白蔻仁、通草、厚朴、竹叶各 6 克。热重于湿用甘露消毒丹：滑石 450 克，茵陈 330 克，黄芩 300 克，石菖蒲 180 克，木通 150 克，白蔻仁、薄荷各 120 克。

药浴方法： 将上述中药材放入锅内，倒入 1000 ～ 1500 毫升清水，煮沸，取药液倒入盆中，温度适宜时熏洗患儿腹部。每日 1 剂，早晚各 1 次，至痊愈。

功能主治： 清热、利湿、行气，适用于湿热腹胀型小儿腹痛。

◆ 验方 4

中药配伍： 沉香、木香、槟榔、乌药、枳实、大黄各 10 克。

药浴方法： 将上述中药材放入锅内，倒入 1000 ~ 1500 毫升清水，煮沸，取药液倒入盆中，等到温度适宜时熏洗患儿腹部。每日 1 剂，早晚各 1 次，至痊愈。

功能主治： 行气消胀，适用于气结腹胀型小儿腹痛。

◆ 验方 5

中药配伍： 党参、茯苓各 6 克，半夏、陈皮各 3 克，砂仁 2.5克，木香 2 克。

药浴方法： 将上述中药材放入锅内，倒入 1000 ~ 1500 毫升清水，煮沸，取药液倒入盆中，等到温度适宜时熏洗患儿腹部。每日 1 剂，早晚各 1 次，治愈为度。

功能主治： 理气健脾，适用于脾虚腹胀型小儿腹痛。

◆ 验方 6

中药配伍： 半夏、砂仁、人参、白术、干姜、甘草各 90 克。

药浴方法： 将上述中药材放入锅内，倒入清水 1000 ~ 1500毫升，煮沸，取药液倒入盆中，等到温度适宜时熏洗患儿腹部。每日 1 剂，早晚各 1 次，至痊愈。

功能主治： 温中、散寒、理气，适用于脏寒腹胀型小儿腹痛。

小儿便秘

【疾病概述】

中医认为，燥热内结，肠胃积热，或热病伤阴，肠道津枯，或乳食积滞,结积中焦,或气血不足,肠道失于濡润,或阴虚等,都可能引起大便秘结。临床观察发现,采用中药外治疗法有明显疗效,且药材购买方便,作用平稳,副作用少,还可解除小儿对打针、吃药的恐惧心理,减轻家长心理负担。

【症状表现】

热秘:大便干结,腹胀腹痛,口干口臭,面红心烦,或有身热,小便短赤,舌红,苔黄燥,脉滑数。

冷秘:大便艰涩,腹痛拘急,胀满拒按,胁下偏痛,手足不温,呃逆呕吐,舌苔白腻,脉弦紧。

脾虚秘:大便并不干硬,虽有便意,但排便困难,用力努挣,面色无华,肢倦懒言,舌淡苔白,脉弱。

阴虚秘:大便干结,如羊屎状,形体消瘦,潮热盗汗,舌红少苔,脉细数。

【常用药浴】

◆ 验方1

中药配伍:鲜首乌、全瓜蒌各30克,大黄6克。

药浴方法:将上述中药材放入锅内,倒入800毫升清水,煎沸5分钟,连渣倒入盆内,趁热熏蒸肛门,药汤晾温再淋洗肛门,每次熏洗30分钟。每日1次,每剂可用两次,至痊愈。

功能主治:润肠通便,主治热秘。

◆ 验方2

中药配伍:芒硝、大黄、甘遂、牵牛子各等量。

药浴方法:将上药加水煎汤,水量多少依据浴盆而定,待药液40℃时,淋浴全身,要让药液不断流动,冲洗腹部,水凉出浴,每日两次。

功能主治：清热通便，主治热秘。

◆ **验方 3**

中药配伍：肉苁蓉 30 克，干姜 6 克，葱白 5 根。

药浴方法：将上述中药材放入锅内，倒入 500 ~ 1000 毫升清水煎汤，连渣倒入盆内，让患者趁热坐在盆内熏蒸肛门，药汤晾温后淋洗肛门，每次熏洗 30 分钟。

功能主治：温中通便，主治冷秘。

◆ **验方 4**

中药配伍：新鲜艾叶 50 ~ 100 克（干品 25 ~ 50 克），生姜 25 克（切成片）。

药浴方法：将上述中药材放到浴缸中，用沸水冲泡 5 ~ 10 分钟，冷却至适宜温度即可洗浴。洗时可撒少许食盐于小腹部，然后用艾叶和生姜在小腹部顺时针方向擦拭，直到皮肤红热为止。皮肤娇嫩者可不用食盐，直接用艾叶和生姜来擦拭。每日 1 次。

功能主治：通窍排便，主治脾虚秘。

◆ **验方 5**

中药配伍：番泻叶 15 克。

药浴方法：将番泻叶放入锅内，煎汤取汁，放入浴盆中，待温度适宜时足浴。每日两次，每次 10 ~ 20 分钟，连续 2 ~ 3 天。

功能主治：清热导滞，主治热秘。

◆ **验方 6**

中药配伍：金银花、杭菊花各 10 克，甘草 5 克。

药浴方法：将上述中药材放入药锅中，浸泡 5 ~ 10 分钟后，水煎取汁，倒入浴盆中，等到温度适宜时足浴。每日 1 次，每次 20

分钟,连续 2 ~ 3 天。

功能主治: 清热解毒,行气消滞,主治热秘。

小儿泄泻

【疾病概述】

中医学认为,脾胃为后天之本,主运化水谷和输布精微,为气血生化之源。小儿对疾病的免疫力较差,寒暖不能自调,易为饮食所伤,故以脾胃病症较为多见。小儿泄泻的病因有多种,包括感受外邪、内伤饮食、脾肾阳虚等。其中,感受外邪和内伤饮食是导致小儿泄泻的主要原因。

【症状表现】

大便次数每天数次至十几次,呈稀糊状、蛋花汤样或水样,伴泡沫或带奶块,有时候伴有轻度的呕吐。

【常用药浴】

◆ **验方 1**

中药配伍: 黄芪、白术、藿香、佩兰各 15 克。

药浴方法: 将上述中药材放入锅内,加水煮 30 分钟,水温适宜时进行足浴,每日 25 分钟以上。

功能主治: 补脾益气,甘温除热,适用于脾虚湿盛和湿阻中焦引起的泄泻。

◆ **验方 2**

中药配伍: 覆盆子、菟丝子、桑蛸、海螵蛸、乌梅各 30 克。

药浴方法：将上述中药材放入锅内，加水煮 30 分钟，水温适宜时进行足浴，每日 25 分钟以上。

功能主治：适用于因肾虚、肾气不足以及脾胃虚寒等因素引起的泄泻。

◆ 验方 3

中药配伍：凤尾草、仙鹤草、车前草、茯苓、炒山药各 15 克，泽泻 10 克，甘草 3 克，木香 1 克。

药浴方法：将上述中药材放入锅内，加水煮，40 分钟后温泡双足。每日 1 次，每次 30 分钟。

功能主治：适用于湿热、脾虚型泄泻。

◆ 验方 4

中药配伍：苍术、吴茱萸各 15 克，丁香 10 克，肉桂 5 克，胡椒 15 粒。

药浴方法：将上述中药材放入锅内，加水煮 30 分钟，水温适宜时进行足浴，每日 25 分钟以上。

功能主治：适用于脾虚或脾肾阳虚泄泻。

◆ 验方 5

中药配伍：党参、白术、炙黄芪各 3 克，茯苓 4 克。

药浴方法：将上述中药材放入锅内，加水煮，40 分钟后温泡双足。每日 1 次，每次 30 分钟。

功能主治：适用于脾虚湿盛类型泄泻。

◆ 验方 6

中药配伍：吴茱萸 30 克，丁香 2 克，胡椒 30 粒。

药浴方法：将上述中药材放入锅内，加水煮 30 分钟，水温适宜时进行足浴，每日 25 分钟以上。

功能主治： 适用于脾胃虚寒、清阳不升引起的泄泻。

◆ 验方7

中药配伍： 莱菔子9克，鸡内金、山药各6克，白糖适量。

药浴方法： 将上述中药材放入锅内，加水煮，40分钟后温泡双足。每日1次，每次30分钟。

功能主治： 适用于伤食所致的小儿泄泻。

◆ 验方8

中药配伍： 吴茱萸6克，桂楠、广木香各5克，丁香、地榆各4克。

药浴方法： 将上述中药材放入锅内，加水煮30分钟，水温适宜时进行足浴，每日25分钟以上。

功能主治： 适用于因哺乳失时、脾胃虚寒等因素引起的婴幼儿泄泻。

小儿呕吐

【疾病概述】

小儿呕吐的原因不外因其脏腑娇嫩，脾虚胃弱，脾升胃降的生理功能易于紊乱，加之小儿寒暖不能自调，乳食不能自节，感受外邪、伤于乳食等均易于损伤脾胃而发呕吐，以乳食伤胃、胃中积热、脾胃虚寒、肝气犯胃为多见。病变部位主要在胃，与肝脾二脏密切相关。其基本病理改变为胃失和降，气机上逆。正如《幼幼集成·呕吐证治》所言："盖小儿呕吐有寒有热有伤食，然寒吐热吐，未有不因于伤食者，其病总属于胃。"若脾胃不和，升降失司，胃气上逆，则发生呕吐；肝主疏泄，助脾胃之运化，若肝气失和，横逆犯胃，胃失和降，亦致呕吐。

【症状表现】

外邪犯胃型呕吐：突发呕吐，吐物清冷，胃脘不适或疼痛，伴发热恶寒，鼻塞流涕，全身不适，舌淡红，苔薄白，指纹红，脉浮紧。

乳食积滞型呕吐：呕吐乳食，吐物为酸臭乳块或不消化食物，不思乳食，口气臭秽，脘腹胀满，吐后觉舒，大便秘结或泻下酸臭，舌质红，苔厚腻，脉滑数有力，指纹紫滞。

胃热气逆型呕吐：食入即吐，呕吐频繁声响，吐物量多臭秽，口渴多饮，面赤唇红，或伴发热，烦躁不安，大便秘结，小便短赤，舌红苔黄，脉滑数，指纹紫滞。

脾胃虚寒型呕吐：起病缓慢，病程较长，食久方吐，时作时止，食少不化，吐物多为清稀痰水或乳食残渣，色淡少味。伴面色苍白，精神疲倦，四肢欠温，腹痛绵绵，得温较舒，大便稀溏，舌淡苔白，脉迟缓无力，指纹淡。

肝气犯胃型呕吐：呕吐酸水或食物，嗳气频频，受情志刺激会加重，胸胁胀痛，精神郁闷，易怒多啼，舌边红，苔薄腻，脉弦，指纹紫。

【常用药浴】

◆ 验方 1

中药配伍：生黄芪、生牡蛎、生地黄各 30 克，茯苓 20 克，麻黄根 15 克，黄芩、知母各 10 克。

药浴方法：将上述中药材倒入锅内，加 5000 毫升清水，煎煮至 3000 毫升，过滤取汁，趁热熏蒸涌泉、神阙穴。等到药液温度适中后，用纱布蘸汁擦洗肺俞、心俞及神阙，每次 10 分钟，每日 1 次。

功能主治： 疏风散寒，化湿和中，主治外邪犯胃型呕吐。

◆ **验方 2**

中药配伍： 白术、枳实、大黄、槟榔、皮硝各 50 克。

药浴方法： 将上述中药材共研粗末，和匀。用时每次取 50 ～ 100 克放入罐内，加清水 500 ～ 1000 毫升，煎沸 5 分钟，连渣倒入盆内，趁热熏蒸小儿腹部，待温后，用毛巾蘸药水擦洗自胸口至小腹，反复擦洗，每次 15 ～ 30 分钟。每日熏洗 2 ～ 3 次，每剂连用两次，再用时加热即可。

功能主治： 健脾、消食、止呕，主治乳食积滞型呕吐。

◆ **验方 3**

中药配伍： 芦根 300 克。

药浴方法： 将芦根装入纱布袋水煎后，倒入盛有热水的浴池中备用，熏洗全身 20 分钟。

功能主治： 清热止呕，适用于胃热气逆型呕吐。

◆ **验方 4**

中药配伍： 附子 30 克，吴茱萸、生姜各 15 克。

药浴方法： 将上述中药材放入锅内，倒入适量清水，煎汤，去渣，熏洗双足 15 ～ 30 分钟。

功能主治： 温经、散寒、止呕，适用于脾胃虚寒型呕吐。

◆ **验方 5**

中药配伍： 黄连、干姜各 120 克，胡椒 20 克，绿豆 15 克。

药浴方法： 将上述中药材放入锅内，倒入适量清水，煎煮 20 分钟，过滤去渣，先熏洗胸腹部，再浸双足，每次 30 ～ 60 分钟。

功能主治： 温中、清热、解毒，适合肝气犯胃型呕吐。

第六章
小儿"心肝"系统疾病药浴疗法

小儿汗证

【疾病概述】

汗证指小儿在安静状态下,正常环境中,没有缘由出现全身或局部汗出过多为主的病证。因小儿形气未充,腠理疏薄,再加上生机旺盛,清阳发越,因此在正常环境中,比常人更易出汗,入睡的时候头额或身上会微有汗出,但没有其他症状。小儿汗证多见于 5 岁以下的小儿,以身体虚弱最为多见。汗证一般分为自汗和盗汗两大类。自汗主要诱因为气虚、阳虚,盗汗多因阴虚而致。

【症状表现】

出汗过多,神疲乏力,面色少华,肢端欠温,平日易感冒。

【常用药浴】

◆ 验方 1

中药配伍: 生黄芪 20 克,防风、白术各 15 克,麻黄根、白矾各 10 克。

药浴方法: 将上述中药材放入锅内,倒入适量清水,煎煮 40 分钟,过滤取汁,与 50℃左右的温水同入足浴盆内,足浴 30 分钟。

每日 1 剂，10 日为 1 个疗程。

功能主治： 益气、固表、止汗，主治肺卫不固之汗证。

◆ 验方 2

中药配伍： 煅龙骨 60 克，浮小麦 50 克，煅牡蛎 30 克，白矾 15 克。

药浴方法： 将上述中药材放入锅内，倒入适量清水，煎煮 40 分钟，过滤取汁，趁热调入研碎的白矾，倒入足浴盆内，足浴 30 分钟。每日 1 剂，10 日为 1 个疗程。

功能主治： 益气固表，收敛止汗，主治肺卫不固之汗证。

◆ 验方 3

中药配伍： 糯米稻根 20 克，桂枝 15 克，麻黄根 10 克。

药浴方法： 将上述中药材放入锅内，倒入适量清水，煎煮 40 分钟，过滤取汁，与 50℃左右的温水同入足浴盆内，足浴 30 分钟。每日 1 剂，10 日为 1 个疗程。

功能主治： 调和营卫，收敛止汗，主治营卫失调之汗证。

◆ 验方 4

中药配伍： 生地黄 20 克，山药、五味子各 15 克，知母、麦冬、白矾各 10 克。

药浴方法： 将上述中药材放入锅内，倒入适量清水，煎煮 40 分钟，过滤取汁，趁热调入研碎的白矾，倒入足浴盆内，足浴 30 分钟。每日 1 剂，10 日为 1 个疗程。

功能主治： 养阴、清热、敛汗，主治气阴两虚之汗证。

◆ 验方 5

中药配伍： 苍术、冬瓜子各 30 克，滑石 25 克，竹叶 20 克。

药浴方法： 将上述中药材放入锅内，倒入适量清水，煎煮40分钟，过滤取汁，与50℃左右的温水一同倒入足浴盆内，足浴30分钟。每日1剂，10日为1个疗程。

功能主治： 清热、祛湿、敛汗，主治湿热蒸迫之汗证。

◆ 验方6

中药配伍： 糯稻根100克，鸡血藤30克，桂枝5克。

药浴方法： 将上述中药材放入锅内，倒入2000毫升清水，煮沸成1000毫升药液，趁热熏洗双足涌泉穴。每日1次，每次20分钟，5日为1个疗程。

功能主治： 调和营卫，主治营卫不和、表虚不固型小儿自汗。

小儿夜啼

【疾病概述】

夜啼为中医病症名，指小儿白天可以安稳入睡，到了晚上就啼哭不安，时哭时止，或每晚定时啼哭，甚至整夜哭闹不止。夜啼多发生于新生儿及半岁以内的婴儿，此时孩子还没有语言表达能力，啼哭是本能性反应，婴儿饿了、渴了、冷了、热了、尿布湿了、臀部腋下皮肤糜烂、湿疹作痒、想让大人抱等，都会哭闹，这些哭闹均属正常，找出原因后解决问题，小儿即可停止哭闹，但若是疾病导致的夜啼，小儿会呈现出痛苦模样，且很难哄。从中医的角度来说，小儿夜啼的原因主要包括脾胃虚寒、心热受惊、惊骇、积食四类。

【症状表现】

脾胃虚寒所致小儿夜啼:症见面色青白,四肢冰凉,喜欢趴着睡,肚子寒凉,哭闹时弯腰蜷腿,食欲不振,大便溏薄,小便清长。

心热受惊所致小儿夜啼:症见面唇赤红,口鼻出气热,烦躁不安,夜睡不宁,一惊一乍,身体和肚子都暖,大便干结,小便黄短,舌红苔黄。

惊骇所致小儿夜啼:症见面红或者泛青,心神不宁,惊惕不安,睡中常醒,梦中啼哭,声惨且紧,呈恐惧状,紧靠大人,脉象唇舌通常没有异常变化。

积食引起的夜啼:症见腹痛腹胀,睡卧不安,食欲不振,恶心呕吐,口气恶臭,大便酸臭,舌苔厚腻等。

【常用药浴】

◆ 验方1

中药配伍: 焦山楂、炒麦芽各30克,白胡椒15克。

药浴方法: 将上述中药材放入锅内,倒入适量清水,煎煮20分钟,过滤取汁,倒入足浴盆内,等到水温降至30℃时,足浴20分钟。每晚1次,10日为1个疗程。

功能主治: 健脾散寒,消食止痛,适用于脾寒气滞型夜啼。

◆ 验方2

中药配伍: 钩藤30克,山栀20克,菊花15克。

药浴方法: 将上述中药材放入锅内,倒入适量清水,煎煮20分钟,过滤取汁,倒入足浴盆中,等到水温降至30℃时,足浴20分钟。每晚1次,10日为1个疗程。

功能主治：清心导赤，泻火安神，适用于心经积热夜啼。

◆ **验方3**

中药配伍：生牡蛎、生龙骨各40克，柏子仁30克。

药浴方法：将上述中药材放入锅内，倒入适量清水，煎煮20分钟，过滤取汁，倒入足浴盆内，等到水温降至30℃时，足浴20分钟。每晚1次，10日为1个疗程。

功能主治：补气养心，镇惊安神，适用于惊恐伤神夜啼。

◆ **验方4**

中药配伍：胡椒、花椒、鸡内金各10克。

药浴方法：将上述中药材放入锅内，倒入适量清水，煎汤，过滤取汁，放于足浴盆内，等到温度适宜时将患儿双足放入足浴。每日1剂，每日两次，每次15～20分钟，连续5～7天。

功能主治：消积化食，适用于小儿脾胃食积，夜卧不宁而啼。

小儿惊风

【疾病概述】

小儿惊风是儿童常见症候。频繁抽风、意识不清称为惊风。临床以外感时邪、内蕴痰热及大惊猝恐等为主要诱因。其发病突然，变化迅速，病情凶险。多出现于1～5岁小儿，年龄越小，发病率越高。根据其临床表现又可分为急惊风与慢惊风两类，急惊风发病急暴，临床表现多为实证。慢惊风多由久病而来，也可由急惊风转变而来，临床多表现为虚证。

【症状表现】

急惊风：通常表现为突然发作，出现高热、头晕、抽搐、喉咙有痰、眼睛朝上、凝视或斜视等症状，持续几秒钟到几分钟不等，甚至会反复、持续发生，危及生命。

慢惊风：主要表现为发作缓慢，病程相对较长，患儿常出现面色苍白、嗜睡、抽搐和虚弱等症状，同时脉搏稀薄而微弱。

【常用药浴】

◆ 验方1

中药配伍： 薄荷油1～2滴。

药浴方法： 用温水半面盆，加入薄荷1～2滴，搅匀，给患儿擦洗全身。薄荷油不能多用，否则擦洗后会出现寒战。或取鲜薄荷叶10～20片，浸泡于热水中数分钟，至水温适中时，擦洗患儿全身。

功能主治： 疏散风热，祛风定惊，适用于小儿急性惊风。

◆ 验方2

中药配伍： 杏仁、桃仁各7粒，栀子7个，飞罗面15克。

药浴方法： 将上述中药材捣烂，用白酒调匀，敷于两足底涌泉穴。

功能主治： 清心开窍，泻火息风，适用于小儿急性惊风。

◆ 验方3

中药配伍： 蝉蜕15克，天竺黄9克。

药浴方法： 将上述中药材放入锅内，倒入500毫升清水，煎数沸。将药液倒入小盆内，等到温度适宜时，用毛巾蘸药水，外洗胸、腹、头面及四肢，每次洗10分钟。每日两次，每日1剂。

功能主治： 息风、化痰、止痉，适用于小儿急慢性惊风。

◆ 验方4

中药配伍：生地黄、麦冬各15克，鳖甲、牡蛎各10克，鸡蛋清适量。

药浴方法：将前4味共研细末，再加入适量鸡蛋清，调成糊状，敷在脐部，然后用消毒纱布覆盖，再用胶布固定。每日换药1次，连敷7日为1个疗程。

功能主治：滋阴生津，息风定惊，适用于阴虚风动而致之惊风。

◆ 验方5

中药配伍：白矾、青黛各6克，乌蛇肉（酒浸）5克，天麻、朱砂各30克，麝香1.5克。

药浴方法：将上述中药材共研细末，放入瓶内密封备用。使用时，每次取9克，桃枝（枝叶）1把，加适量清水煎10沸，等到药液温度适宜，用毛巾蘸药水外洗前胸、腹、头面及四肢。每日1次。

功能主治：清热息风，开窍护脑，常用于因风热或湿热引起的急惊风。

小儿病毒性心肌炎

【疾病概述】

病毒性心肌炎是由病毒感染引起的以局限性或弥漫性心肌炎症病变为主的疾病。属于中医学"风温""心悸""怔忡""胸痹"等范畴。《素问·平人气象论》曰："乳之下，其动应衣，宗气泄也。"其记载与此病有关,左乳下心尖冲动甚剧而外见于衣,这是宗气失藏而外泄的现象。宗气贯注于心脉,气虚则心失所养,气虚日久,则累及心之阴阳。心之阴阳亏损,心脉失和,引起心律失常。

此病多见于 3 ~ 10 岁小儿,多数患者预后良好,少数患者可发生心源性休克、心力衰竭,甚则猝死,也有迁延不愈而出现顽固性心律失常。多因筋骨尚未隆盛、正气尚未充满或素体禀赋不足;或因肺卫失司,感受温热病邪;或为脾胃适逢亏欠,感受湿热疫毒。凡为热邪,都会耗气伤阴。热耗气于心脉,则致心气虚衰,进而继发气虚血瘀之变。

【症状表现】

以神疲乏力、面色苍白、心悸、胸闷、头晕、气短、肢冷、多汗为临床特征。

【常用药浴】

◆ 验方 1

中药配伍: 丹参 50 克,金银花、连翘、板蓝根各 30 克,北五加皮、苦参各 9 克。

药浴方法: 将上述中药材放入锅内,倒入 1500 毫升清水,煮沸 5 ~ 10 分钟,将药液倒入足浴盆内。等到药液温度降至 40 ~ 45℃时,将小儿双足浸泡在药液中 20 ~ 30 分钟。建议每日浸泡 1 次,10 日为 1 个疗程。

功能主治: 清热解毒,宁心复脉,适用于风热犯心型病毒性心肌炎。

◆ **验方 2**

中药配伍： 生地黄 45 克，五味子 30 克，麦冬、党参各 20 克，竹叶 10 克。

药浴方法： 将上述中药材放入锅内，加水 3000 毫升，煮沸 30 分钟，去渣取药液，等到药温后，浸泡双足，每次 30 分钟。每日 1 次，每剂可用两次，7 日为 1 个疗程。至痊愈，药量随患儿年龄和病情加减。

功能主治： 益气养阴，宁心复脉，适用于气阴亏虚型病毒性心肌炎。

◆ **验方 3**

中药配伍： 苦参、丹参、益母草各 15 克，川芎、郁金、当归、桂枝、木香各 10 克。

药浴方法： 将上述中药材放入锅内，倒入 3000 毫升清水，煎煮 30 分钟，过滤取汁，熏蒸双足，等到温度适中，浸浴双足，每次 30 分钟。每日 1 次，每剂可用两次，7 日为 1 个疗程，至痊愈。药量随患儿年龄和病情加减。

功能主治： 豁痰化瘀，活血通络，痰瘀阻络型病毒性心肌炎。

小儿佝偻病

【疾病概述】

小儿佝偻病即维生素 D 缺乏性佝偻病，是婴幼儿时期常见的慢性营养缺乏症，民间俗称软骨病。属于中医方颅、鸡胸、龟背、五迟、五软等病症范畴,其病因病机多为先天禀赋不足,后天调养失宜,导致脾肾亏损,骨髓不充。多发生于两岁以下的婴幼儿。

【症状表现】

其临床表现为早期烦躁不安,夜间容易惊醒、多汗,在吃奶和哭闹时出汗更多,有时连枕头都会被浸湿;或神志淡漠,少食,枕秃,贫血,以至出现由于身体里缺乏维生素 D 而引起全身性钙、磷代谢失常,进而出现骨骼发育方面的病变,继而导致骨骼畸形,例如,头颅按压有乒乓球的弹性感,方颅,前囟门大而闭合迟缓,头后枕部的毛发稀少,牙齿的萌出和坐立、行走迟于正常婴儿;胸部骨骼可表现为肋串珠,每一根肋骨的某一部位隆起粗大,纵向摸上去有如串珠,肋外翻和鸡胸;如果孩子在佝偻病活动期时久坐、久站,可能会诱发脊柱弯曲和 O 形腿、X 形腿;上肢表现为腕部的尺、桡骨远端呈圆钝面肥厚的"手镯状"。

【常用药浴】

◆ 验方 1

中药配伍:苦参、茯苓、苍术、桑白皮、白矾各 25 克,葱白少许。

药浴方法:将上述中药材放入锅内,锉细,每浴时取 50 克,倒入 1000 毫升清水,煮沸,倒入盆内,选温暖避风处趁热先熏蒸,熏蒸至温度适宜时再行坐浴。每日熏洗 1 次,每次 20 ~ 30 分钟。

功能主治:健脾补肺,适用于脾肺气虚型佝偻病。

◆ 验方 2

中药配伍:柴胡、草乌头、赤小豆、吴茱萸、羌活、晚蚕沙各 50 克,黑豆 3 升。

药浴方法：将前6味中药材研末，黑豆用热水稍泡，再放入药末，倒入适量清水，煮沸，盛入盆内熏患肢30分钟。每日1次，每日1剂，至痊愈。可同时服用益脾镇静散。

功能主治：健脾平肝，适用于脾虚肝旺型佝偻病。

◆ 验方3

中药配伍：草乌头、当归、地龙、木鳖子、紫贝齿、椒目、葱须、荆芥各50克。

药浴方法：将上述中药材研末，倒入3000毫升清水，煎煮30分钟，过滤取汁，晾温后，淋洗全身。每日1次，每日1剂，至痊愈。

功能主治：补肾填精，适用于脾肾亏损型佝偻病。

第七章
小儿"肾"系疾病药浴疗法

小儿尿频

【疾病概述】

小儿尿频是小儿常见的一种泌尿道病证。《素问·脉要精微论》云:"水泉不止者,是膀胱不藏也。"《诸病源候论·小儿杂病诸侯·诸淋候》云:"小儿诸淋者,肾与膀胱热也……其状小便出少起数,小腹弦急,痛引脐。"说明尿频病因主要是湿热所致,病位在肾和膀胱,发病机理为湿热内蕴,脾肾气虚。尿频的发生,多由于湿热之邪蕴结下焦,也可因脾肾气虚,使膀胱气化功能失常所致,或病久不愈,损伤肾阴而致阴虚内热。

【症状表现】

湿热下注型尿频:起病较急,小便频数短赤,尿道灼热疼痛,尿液淋沥混浊,小腹坠胀,腰酸疼痛。婴儿常啼哭不安,伴有发热,烦躁口渴,头痛身痛,恶心呕吐,舌质红,苔薄腻微黄或黄腻,脉数有力。

脾肾两虚型尿频:小便频数,淋沥不尽,尿液不清,神倦乏力,面色萎黄,食欲下降,甚则畏寒怕冷,手足不温,大便稀薄,眼睑水肿,舌质淡或有齿痕,苔薄腻,脉细弱。

阴虚内热型尿频：病程日久，小便频数或短赤，低热，盗汗，颧红，五心烦热，唇咽干燥，口渴，舌质红，苔少，脉细数。

【常用药浴】

◆ 验方1

中药配伍： 苦参、黄柏、土茯苓、透骨草、败酱草各30克，红花、牡丹皮、土鳖虫各10克。

药浴方法： 将上述中药材放入锅内，倒入适量清水煎汤，至药温晾至42℃左右为宜，局部坐浴熏洗，每次30分钟。每剂药用3日，3剂为1个疗程，1～2个疗程后收效。

功能主治： 清热利湿，通利膀胱，适用于湿热下注型尿频。

◆ 验方2

中药配伍： 小蓟60克，益母草30克，牛膝15克，车前子10克，血余炭3克。

药浴方法： 将上述中药材放入锅内，倒入1500毫升清水，煎沸5～10分钟，过滤取汁，倒入盆中，趁热熏洗下腹部，至水温后洗会阴部，每次熏洗30分钟。每日1剂，早晚各1次。

功能主治： 清热凉血，利湿通淋，适用于湿热下注型尿频。

◆ 验方3

中药配伍： 鲜侧柏叶100克。

药浴方法： 将鲜侧柏叶煎汤，以布蘸汤擦洗小腹。

功能主治： 清热凉血，利湿通淋，适用于湿热下注型尿频。

◆ 验方4

中药配伍： 蒲公英、土茯苓、黄柏、苦参、车前子、红藤各30克。

药浴方法：将上述中药材放入锅内，倒入 3000 毫升清水，煎沸 5 ～ 10 分钟，取药液倒入盆内，趁热先熏蒸会阴部，待药温坐浴，并洗下腹部，每次熏洗 30 分钟。每日熏洗 1 ～ 2 次，每剂可用两次，5 次为 1 个疗程。

功能主治：清热解毒，利湿通淋，适用于阴虚内热型尿频。

◆ **验方 5**

中药配伍：黄柏、苦参、土茯苓、土牛膝、蛇床子各 10 克，枯矾 6 克。

药浴方法：将上述中药材放入锅内，倒入 2500 毫升清水，浸泡 5 分钟后，文火煎煮 30 分钟，再将药液倒入盆内，先熏会阴部，然后坐浴，每日熏洗坐浴 15 分钟。每日两剂，早晚各熏洗 1 次。

功能主治：清热解毒，利湿通淋，适用于阴虚内热型尿频。

小儿遗尿

【疾病概述】

遗尿又称遗溺，俗称尿床，指小儿睡中小便自遗、醒后方觉的一种病证。如果发生在婴幼儿时期，因生理上经脉未盛，气血未充，脏腑未坚，智力未全，对排尿的自控能力较差；学龄儿童可能因白日游戏过度、精神疲劳、睡前多饮等原因偶发遗尿，都属于常态。超过 3 岁，尤其是 5 岁以上儿童，无法自主控制排尿，熟睡时常遗尿，轻者 1 夜 1 次，重者可 1 夜数次，则为病态。

中医认为，遗尿和肺、脾、肾三脏功能失调有关，其中以肾气不足、膀胱虚寒最为多见（本节主要讲述肾功能失调而致的小儿遗尿）。肾职司二便,膀胱主藏溺,与肾相表里,肾气不足,就会导致下焦虚寒,气化功能失调,闭藏失司,无法制约水道而遗尿。

【症状表现】

本证以睡中遗尿、醒后方觉、小便清长、面色㿠白少华、神疲乏力、肢冷畏寒、舌淡、苔白滑、脉沉无力为辨证要点。

【常用药浴】

◆ **验方1**

中药配伍: 薏苡仁20克,白术15克,菟丝子、五味子各12克,桑螵蛸、益智、覆盆子、乌药、甘草各10克。

药浴方法: 将上述中药材放入锅内,倒入适量清水,煎煮30分钟,过滤取汁倒入盆内,趁温浸洗双足,每次15~20分钟。每日治疗1次。

功能主治: 温补肾阳,固涩小便,适用于肾虚而致的小儿遗尿。

◆ **验方2**

中药配伍: 狗脊、女贞子、续断各30克,茯苓、党参各20克,甘草5克。

药浴方法: 将上述中药材放入锅内,倒入1000毫升清水,煎煮30分钟,过滤取汁,倒入足浴盆内,浸洗双足,每次20~30分钟。每日早晚各治疗1次。

功能主治: 温补肾阳,固涩小便,适用于肾虚而致的小儿遗尿。

◆ **验方3**

中药配伍： 五倍子、乌梅各5克，胡椒3克。

药浴方法： 将上述中药材研成细末，加醋调成糊状，涂洗患儿脐部及下腹部，每次10～15分钟，每日1次。

功能主治： 涩尿止遗，适用于肾气不足型小儿遗尿。

◆ **验方4**

中药配伍： 益智仁30克，覆盆子、金樱子、杜仲、山药、党参、桑螵蛸各15克，麻黄10克，莲须9克，五味子6克。

药浴方法： 将上述中药材放入锅内，倒入适量清水，水煎后过滤取汁。将药液兑入洗澡水中，浸泡全身20分钟，每日1次。

功能主治： 补益肺肾，缩尿止遗，适用于肺肾气虚型小儿遗尿。

小儿癃闭

【疾病概述】

癃闭是由于肾和膀胱气化失司导致的以排尿困难、全日总尿量明显减少、小便点滴而出，甚则闭塞不通，为临床特征的一种病证。《证治准绳·闭癃》云："闭癃合而言之一并也，分而言之有暴久之殊。盖闭者暴病，为溺闭，点滴不出，俗名小便不通是也；癃者久病，溺癃淋沥，点滴而出，一日数十次或百次。"由此可见，癃与闭都是指排尿困难，二者只是在程度上有差别。其中以小便不利，点滴而短少，病势较缓者称为"癃"；以小便闭塞，点滴全无,病热较急者称为"闭",临床上多合称为癃闭。如果病情轻浅,救治及时,见尿量增多,痊愈概率较大;如果病情深重,邪盛正衰,可由"癃"至"闭",变证迭生。

【症状表现】

以小便量少,排尿困难,甚则小便闭塞不通为主证的一种病证。

【常用药浴】

◆ **验方1**

中药配伍: 桃枝、柳枝、木通、花椒、明矾各30克,葱白、灯心草各1把。

药浴方法: 将上述中药材放入锅内,倒入5000毫升清水,煎汤,趁热熏洗腹部,冷后再热,每日2~4次,每次40~60分钟。

功能主治: 清热利湿,开窍通便,适用于膀胱湿热型小儿癃闭。

◆ **验方2**

中药配伍: 黄酒100毫升。

药浴方法: 将黄酒倒入盆内,煮至温度达到40℃左右,浸洗双脚,每次40~60分钟。

功能主治: 清热利湿,开窍通便,适用于膀胱湿热型小儿癃闭。

◆ **验方3**

中药配伍: 麻黄、桂枝、细辛、川椒、红花、苍术、防风、羌活、独活、艾叶各25克。

药浴方法: 将上述中药材放入锅内,倒入2500毫升清水,煎沸10~15分钟,过滤取汁,倒入水桶或脚盆内,至药温后浸泡双足,然后逐渐加热水,保持温度,至水满为止,每日1剂,每次浸泡40分钟。10～15日为1个疗程。

功能主治:发汗利尿,温阳祛湿,活血通经,适用于肾阳衰惫型小儿癃闭。

◆ 验方4

中药配伍:茯苓皮、泽泻各30克,麻黄、桂枝、细辛、川椒、红花、苍术、防风、羌活、独活、艾叶各25克,制附子、桂枝、黄芪各15克,牵牛子10克。

药浴方法:将上述中药材放入锅内,倒入2500毫升清水,煎沸15～20分钟后取出药液,倒入盆内,趁热先熏脐腹,等到药液温后将双足浸泡在药液内,每次熏洗30分钟。每日1～2次,每剂可用两次,5日为1个疗程。

功能主治:温阳利水,适用于肾阳衰惫型小儿癃闭。

第八章
小儿传染病药浴疗法

小儿麻疹

【疾病概述】

麻疹又叫"痧子"，是感受麻毒时邪、流行传染而致，属"温热病"范畴，经呼吸道传播，传染性大，体弱儿及婴儿经常有严重并发症。此病多发于冬、春两季，主要发生在半岁以上婴幼儿身上，1～5岁发病率尤高。中医认为，此病多是时疫毒邪侵袭肺脾而致。

【症状表现】

麻毒时邪由口鼻而入，侵犯肺脾，毒邪犯肺早期会出现肺卫症状，如发热、咳嗽、喷嚏、流涕等，此为初热期。麻毒邪入气分，皮疹渐布全身，达于四末，疹点出齐，是正气驱邪外出，则为见形期。疹透之后，邪随疹泄，热去津伤，则为疹子收没的恢复期。此为麻疹发病的一般规律，称为顺证。如果正虚无法托毒外泄，或由于邪毒化火内陷，则会导致麻疹透发不顺而产生并发症，即属逆证、险证。麻毒内陷于肺或复感外邪侵袭于肺，则会导致肺气郁闭而为肺闭喘咳；毒热上攻，则咽肿喉痹；毒陷心肝，则神昏惊厥。

【常用药浴】

◆ 验方1

中药配伍： 紫背浮萍、椿白皮各90克，西河柳30克。

药浴方法： 将上述中药材放入锅内，加入半盆清水，煎沸，将药液倒入盆内，然后将药盆放在蚊帐内床上一端，在蚊帐内脱下患儿衣服，用干净毛巾蘸热药水略拧干后，抹擦遍身皮肤。擦后给患儿盖被让其静卧，麻疹即可出透。

功能主治： 透发麻疹，适用于皮疹从见点到透齐3天左右。

◆ 验方2

中药配伍： 鲜芫荽120克，生麻黄、浮萍草、西河柳各15克，陈酒125毫升。

药浴方法： 将前4味中药材放入锅内，加清水大半盆，浸泡，再加热，置于患儿床前，等到盆内水渐沸时，加入陈酒，使蒸汽散布在房内熏之，同时用新毛巾浸入药液内略暖后，为患儿擦面部、背部和四肢等处。

功能主治： 透发麻疹，适用于皮疹从见点到透齐3天左右。

◆ 验方3

中药配伍： 芦根去皮60克，茜草、紫荆皮根各30克，金毛狗脊15克。

药浴方法： 将上述中药材洗净后，放到米醋中浸泡，倒入药罐内，加水封口后，置水中煮沸，瓶口开一小孔，排出蒸汽熏肿处。

功能主治： 清热解毒，利咽消肿，主治麻疹逆证。

◆ 验方4

中药配伍： 黄酒60毫升，苎麻60克，紫苏叶、紫背浮萍各

15克,芫荽子9克。

药浴方法: 将上述中药材（除黄酒外）放入锅内,倒入2000毫升清水煮沸,继续煎煮10分钟,加入黄酒60毫升,继续煎煮,连渣倒入浴盆中,趁热熏蒸患者面部及四肢,稍温后,复用毛巾蘸药液擦洗全身。每日熏洗1次。

功能主治: 透发麻疹,适用于麻疹将出未出,或初出一二日,因风寒外袭,热温内闭而致麻疹隐隐而气急。

◆ **验方5**

中药配伍: 浮萍、西河柳、樱桃核、芫荽子各15克,生麻黄、桂枝各9克。

药浴方法: 将上述中药材放入锅内,倒入适量清水,水煎1000毫升,煎好后用干净毛巾趁热蘸药液,轻轻擦敷患儿头面、前胸部皮肤。药液稍冷即换,如此反复5~10分钟。每日4~5次,每剂药使用2~3次后更换,2~3日为1个疗程。

功能主治: 发表透疹,适用于小儿麻疹出不透。

◆ **验方6**

中药配伍: 苎麻根90克。

药浴方法: 将苎麻根水煎,去渣后取汁,趁热轻轻擦洗全身,1次即可。

功能主治: 适用于麻疹出疹期,使疹子因势出透。

小儿风疹

【疾病概述】

风疹是感受风热时邪引起的急性出疹性传染病，皮疹细小如痧，因而中医称之为"风痧""野痧子"。多见于 1 ~ 5 岁小儿，一年四季都可发病，多发于冬、春季节，可造成流行。

风疹主要分为邪犯肺卫型和气营两燔型。

邪犯肺卫型的风疹一般只伤及肺卫，邪毒从口鼻而入，所以症状较轻，一般只出现于头面、躯干，随后可遍及四肢，且分布均匀。治疗这种类型的风疹，可以采用疏风、解表、清热的方法。

气营两燔型的风疹病情较重，可能会出现邪陷心肝、内闭外脱等严重变证。

【症状表现】

邪犯肺卫型风疹：发热恶风，喷嚏流涕，伴有轻微咳嗽，精神倦怠，胃纳欠佳，疹色浅红，先起于头面、躯干，随即遍及四肢，分布均匀，稀疏细小，2 ~ 3 日消退，有瘙痒感，耳后及枕部淋巴结肿大，舌质偏红，苔薄白或薄黄，脉浮数。

气营两燔型风疹：壮热口渴，烦躁哭闹，疹色鲜红或紫暗，疹点较密，甚则融合成片，小便黄少，大便秘结，舌质红，苔黄燥，脉洪数。

【常用药浴】

◆ 验方 1

中药配伍：金银花 15 克，荆芥、连翘、牛蒡子各 10 克，薄荷、竹叶各 5 克。

药浴方法： 将上述中药材放入锅中，倒入适量清水，水煎，过滤取汁。将药液兑入洗澡水中，浸泡全身20分钟，每日1次。

功能主治： 清热解毒，透疹止痒，适用于风热犯表型小儿风疹。

◆ **验方2**

中药配伍： 生地黄15克，紫草、赤芍、牡丹皮各10克，蝉蜕、黄芩各5克。

药浴方法： 将上述中药材放入锅内，倒入适量清水，水煎后过滤取汁。将药液兑入洗澡水中，浸泡全身20分钟，每日1次。

功能主治： 凉血解毒，透疹消斑，适用于血热型小儿风疹。

◆ **验方3**

中药配伍： 芦根20克，桑叶、菊花、竹叶各10克。

药浴方法： 将上述中药材放入锅内，倒入适量清水，水煎后过滤取汁。将药液兑入洗澡水中，浸泡全身20分钟，每日1次。

功能主治： 疏风清热，透疹解毒，适用于风热型小儿风疹。

◆ **验方4**

中药配伍： 紫背浮萍、地肤子、荆芥穗各30克。

药浴方法： 将上述中药材放入锅内，倒入适量清水，水煎外洗。

功能主治： 透疹止痒，适用于邪犯肺卫型风疹。

◆ **验方5**

中药配伍： 苍耳子根叶（全用）、苦参各24克，紫草16克，川椒6克。

药浴方法：将上述中药材放入锅内，倒入适量清水，煎汤，过滤取汁，温洗瘙痒部位，每日数次。

功能主治：清气、凉营、解毒，适用于气营两燔型风疹。

小儿水痘

【疾病概述】

此病是由感染水痘病毒引起的急性传染性皮肤病。此病传染性非常强，容易造成流行，全年都能发病，以冬、春季节最为多见，始发于 1 ~ 6 岁儿童，发病一次后，大多可获持久免疫，二次感染者极少，免疫性非常强。

【症状表现】

发热、皮肤、黏膜分批出现斑疹、丘疹、水疱、结痂。

【常用药浴】

◆ 验方 1

中药配伍：土茯苓 30 克，蒲公英、紫花地丁各 20 克，大青叶、紫草、苦参、百部、甘草各 10 克。

药浴方法：将上述中药材放入锅内，倒入适量清水，煎汤，每日 1 剂，水煎洗浴。每日两次，早晚各用 1 次。

功能主治：适用于热毒型小儿水痘。

◆ 验方 2

中药配伍：白花蛇舌草 30 克，牡丹皮、紫花地丁、黄连、赤芍各 10 克。

药浴方法：将上述中药材研碎，倒入适量清水，煎煮25分钟，过滤取药液，倒入盆内，待温浸浴或淋浴，每日两次，每次20分钟。

功能主治：清热解毒，利湿凉血，活血消痈，主治小儿水痘，适用于热毒偏盛者。

◆ 验方3

中药配伍：荆芥、防风、蝉蜕、大青叶、薄荷、甘草各15克。

药浴方法：将上述中药材放入锅内，倒入适量清水，煎煮15分钟，过滤取药液，倒入盆内，外洗患处。

功能主治：疏散风热，解毒透疹，止痒，主治风热型小儿水痘。

◆ 验方4

中药配伍：土茯苓30克，金银花、连翘、蒲公英、野菊花、生薏苡仁、车前草各20克，黄柏15克，赤芍、甘草各10克。

药浴方法：将上述中药材研碎，倒入清水半盆，煎汤，过滤取药液，用消毒毛巾蘸取药液擦洗患儿全身。每日3次，每次20分钟。

功能主治：清热解毒，利湿消疮，主治风热夹湿型小儿水痘，适用于根盘色红、晶莹饱满者。

◆ 验方5

中药配伍：苦参、芒硝各30克，浮萍15克。

药浴方法：将上述中药材放入锅内，倒入适量清水，煎汤，过滤取药液，倒入盆内，待温后外洗患处，每日两次。

功能主治：清热燥湿，透疹止痒，利水消肿，主治风热夹湿型小儿水痘。

◆ 验方 6

中药配伍： 紫花地丁 15 克，金银花、连翘、六一散、车前子各 10 克。

药浴方法： 将上述中药材放入锅内，倒入适量清水，共煎汤 100 毫升，兑入烧开后放温的水中，外洗患部及全身。每日 1～2 次，3 日为 1 个疗程。

功能主治： 清热解毒，利湿除疹，主治风热夹湿型小儿水痘。

小儿猩红热

【疾病概述】

小儿猩红热是一种外感时邪引起的急性传染病，中医称之为"烂喉痧""丹痧""喉痧"。中医认为，猩红热是由痧毒疫疠之邪从口鼻而入，侵犯肺胃、蕴郁化热、化火生毒所致。

【症状表现】

其病位在肺胃，以发热、咽喉肿痛糜烂、肌肤丹痧密布等为主要临床表现。其中，邪侵肺卫型以发热、恶寒、咽红肿痛、肌肤丹痧等症状为主；毒炽气营型则以高热、口渴、烦躁不安、皮疹鲜红等症状为主。

【常用药浴】

◆ 验方 1

中药配伍： 金银花 20 克，连翘 15 克，荆芥、牛蒡子、竹叶各 10 克，薄荷 5 克。

药浴方法： 将上述药物放入锅中，加入适量清水，煎汤，过滤取汁。将药液兑入洗澡水中，浸泡全身20分钟，每日1次。

功能主治： 清热解毒，透疹止痒，适用于邪侵肺卫型小儿猩红热。

◆ 验方2

中药配伍： 丹参、生地黄各15克，赤芍、紫草各10克，蝉蜕5克。

药浴方法： 将上述药物放入锅中，加入适量清水，煎汤，过滤取汁。将药液兑入洗澡水中，浸泡全身20分钟，每日1次。

功能主治： 凉血解毒，透疹消斑，适用于邪侵肺卫型或毒炽气营型小儿猩红热。

◆ 验方3

中药配伍： 生石膏20克，杏仁10克，麻黄、甘草各5克。

药浴方法： 将上述药物放入锅中，加入适量清水，煎汤，过滤取汁。将药液兑入洗澡水中，浸泡全身20分钟，每日1次。

功能主治： 宣肺清热，止咳平喘，适用于邪侵肺卫型或毒炽气营型小儿猩红热。

◆ 验方4

中药配伍： 紫苏叶15克，防风、前胡、茯苓各10克。

药浴方法： 将上述药物放入锅中，加入适量清水，煎汤，过滤取汁。将药液兑入洗澡水中，浸泡全身20分钟，每日1次。

功能主治： 解表散寒，宣肺止咳，适用于邪侵肺卫型小儿猩红热。

◆ 验方5

中药配伍： 桑叶、菊花、杏仁、连翘各10克，薄荷5克。

药浴方法：将上述药物放入锅中，加入适量清水，煎汤，过滤取汁。将此药液兑入洗澡水中，浸泡全身 20 分钟，每日 1 次。

功能主治：疏风清热，宣肺止咳，适用于邪侵肺卫型小儿猩红热。

小儿腮腺炎

【疾病概述】

流行性腮腺炎，俗称"痄腮""流腮"，是儿童和青少年常见的呼吸道传染病，多见于 4～15 岁的儿童和青少年，好发于冬、春两季。此病主要因感染腮腺炎病毒引起，腮腺炎病毒主要侵犯腮腺和其他腺体组织、神经系统及肝、肾、心脏等器官。除腮腺肿痛外，还可引起脑膜脑炎、睾丸炎、胰腺炎等疾病。

【症状表现】

疾病引发孩子出现明显的腮腺肿大，一般为单侧腮腺肿大。还会引起孩子发热，一般表现为高热，在高热的同时还会伴随寒战。同时还会出现小儿食欲下降，主要是因为腮腺肿大使口腔受到压迫，导致咀嚼、吞咽困难。

【常用药浴】

◆ **验方 1**

中药配伍：吴茱萸 9 克，紫花地丁 6 克，虎杖 5 克，胆南星 3 克。

药浴方法：将上述中药材放入锅内，倒入适量清水，煮沸 30

分钟,趁热熏洗患处,每次 30 分钟。

功能主治:适用于流行性腮腺炎。

◆ 验方 2

中药配伍:生石膏 50 克,黄芩、连翘、夏枯草各 10 克。

药浴方法:将上述中药材放入锅内,加水煮 30 分钟,趁热熏洗患处,每次 30 分钟。

功能主治:适用于流行性腮腺炎。

◆ 验方 3

中药配伍:龙胆草、连翘、板蓝根、蒲公英、夏枯草各 9 克,山栀子、黄芩各 6 克,甘草 3 克。

药浴方法:将上述中药材放入锅内,倒入适量清水,煎煮 30 分钟,趁热熏洗患处,每次 30 分钟。

功能主治:清热解毒,适用于流行性腮腺炎。

◆ 验方 4

中药配伍:板蓝根 25 克,连翘 15 克,黄芩、金银花、天花粉各 12 克,牛蒡子、僵蚕各 10 克,甘草 5 克。

药浴方法:将上述中药材放入锅内,倒入适量清水,煎煮 30 分钟,趁热熏洗患处,每次 30 分钟。

功能主治:清热解毒,疏风消肿,适用于流行性腮腺炎。

◆ 验方 5

中药配伍:青黛、大黄、白芷、天花粉、陈皮各 10 克,生甘草 5 克。

药浴方法:将上述中药材放入锅内,倒入适量清水,煎煮 30 分钟,趁热熏洗患处,每次 30 分钟。

功能主治:适用于流行性腮腺炎。

◆ 验方 6

中药配伍：吴茱萸 15 克，生大黄 12 克，川黄连 8 克，胆南星 4 克。

药浴方法：将上述中药材放入锅内，倒入适量清水，煎煮 30 分钟，趁热熏洗患处，每次 30 分钟。

功能主治：解毒清热，活血化瘀，适用于流行性腮腺炎。

◆ 验方 7

中药配伍：板蓝根、僵蚕各 30 克。

药浴方法：将上述中药材混合后研为末，用食醋 150 毫升，调匀后涂洗患处，每日 3 ~ 4 次，一般连用 3 ~ 5 日。

功能主治：适用于各种小儿腮腺炎。

◆ 验方 8

中药配伍：板蓝根、金银花各 15 克，大青叶、蝉蜕各 10 克，柴胡 5 克。

药浴方法：将上述中药材放入锅内，倒入适量清水，煎煮，过滤取汁，一半内服，一半外洗患处。再取紫金锭（玉枢丹）3 ~ 6 片，醋磨调成糊状，涂于患处，每日 1 ~ 2 次，连用 3 ~ 5 日。

功能主治：适用于各种小儿腮腺炎。

小儿手足口病

【疾病概述】

手足口病为多种肠道病毒感染所致，通过消化道或呼吸道传播，又名发疹性水疱性口腔炎。中医认为，此病属"温病"范畴，外因时邪由口鼻侵入，内因小儿肺脏娇嫩，肺脾不足，不耐邪扰，易受损伤。手足口病在中医上的病因，主要为湿热邪毒。根据湿热邪毒这一主要病因，可以将手足口病分为两种常见证型：邪犯肺脾型和湿热蒸盛型。

此病夏、秋季易流行，以小儿多见，可见散发或流行，累及中枢神经系统或心、肝、肾等重要脏器，甚至危及生命。通常病程较短，预后良好。

【症状表现】

邪犯肺脾型手足口病：轻微发热，或无发热，或流涕、咳嗽，食欲下降，恶心呕吐，泄泻，约 1 ~ 2 天后或同时出现口腔内疱疹，破溃后形成小溃疡，疼痛流涎。随着病情的进展，手足掌心部出现米粒至豌豆大斑丘疹，同时迅速转为疱疹，分布稀疏，疹色红润，根盘红晕不著，疱液清亮，舌质红，苔薄、黄腻，脉浮数。

湿热蒸盛型手足口病：身热持续，烦躁口渴，小便黄赤，大便秘结，口部、四肢、臀等部位疱疹，痛痒剧烈，甚或拒食，疱疹色泽紫暗，分布稠密，或成簇出现，根盘红晕显著，疱液混浊，舌质红绛，苔黄厚腻或黄燥，脉滑数。

【常用药浴】

◆ 验方 1

中药配伍： 金银花 15 克，茵陈、生薏苡仁、板蓝根叶各 10 克，甘草 5 克。

药浴方法： 将上述中药材放入锅内，倒入适量清水，浸泡 20 分钟后煮沸，再转小火煮 20 分钟。将煮好的药液倒入洗澡水中，调至适宜温度后给患儿洗浴，每次浸泡 15 ~ 20 分钟，每日 1 次。

功能主治： 清热解毒，利湿透疹，适用于疾病初期症状较轻的患儿。

◆ 验方 2

中药配伍： 大青叶、板蓝根、木贼草、薏苡仁、白花蛇舌草、金银花、连翘、蒲公英、黄芩各 10 克，甘草 3 克。

药浴方法： 将上述中药材放入锅内，加水煎汤，将两次药液混合，至药液温度适宜后，用 2 ～ 3 层纱布蘸药液湿敷皮损处约 15 ～ 20 分钟。每日两次，5 日为 1 个疗程。

功能主治： 宣肺解表，清热化湿，适用于邪犯肺脾型手足口病。

◆ 验方 3

中药配伍： 金银花 15 克，连翘、板蓝根、蒲公英各 10 克。

药浴方法： 将上述中药材放入锅内，倒入适量清水，浸泡 30 分钟后煮沸，转小火煮 20 分钟。将此药液倒入洗澡水中，调至适宜温度后给患儿洗浴，每次浸泡 20 分钟，每日 1 次。

功能主治： 清热解毒，适用于湿热蒸盛型手足口病。

◆ 验方 4

中药配伍： 黄芩、黄柏、栀子各 10 克，黄连 5 克。

药浴方法： 将上述中药材放入锅内，倒入适量清水，浸泡 30 分钟后煮沸，转小火煮 20 分钟。将此药液倒入洗澡水中，调至适宜温度后给患儿洗浴，每次浸泡 20 分钟，每日 1 次。

功能主治： 清热解毒，燥湿止痒，对手足口病引起的疱疹、溃疡等症状有良好的治疗效果。

◆ 验方 5

中药配伍： 紫草、生地黄各 15 克，牡丹皮、赤芍各 10 克。

药浴方法：将上述中药材放入锅内，倒入适量清水，浸泡30分钟后煮沸，转小火煮20分钟。将此药液倒入洗澡水中，调至适宜温度后给患儿洗浴，每次浸泡20分钟，每日1次。

功能主治：凉血解毒，活血化瘀，可有效缓解手足口病引起的发热、疱疹等症状。

小儿阴茎包皮炎

【疾病概述】

小儿阴茎包皮炎，又名阴茎炎，多发于包茎或包皮过长的男童，是男童常见急性尿道炎症。此病是由病毒、细菌感染，或由于接触过敏物以及内服、注射某种药物所致。多因不注意卫生，特别是小孩穿开裆裤在地上玩耍，导致细菌刺激包皮，引发感染。

【症状表现】

主要表现为包皮充血水肿、尿道口有脓性分泌物、阴茎头红肿疼痛，有时排尿困难，甚至转化成膀胱炎或肾盂肾炎等。

【常用药浴】

◆ 验方1

中药配伍：艾叶15～30克。

药浴方法：将艾叶洗净后放入锅内，倒入300～600毫升清水，煎沸1～2分钟，将药液倒入广口瓶内，待药液温时用以浸洗患处。每次浸洗10～15分钟，每日3次。

功能主治：温经解毒，适用于风邪侵袭型小儿阴茎包皮炎。

◆ 验方 2

中药配伍： 蒲公英根、苦菜根各 30 克（若选新鲜的根可各用 60 克）。

药浴方法： 将上述中药材放入锅内，倒入 500 毫升清水，煎煮后过滤去渣，待药液温热时浸洗阴茎发炎处，每日 3 次。

功能主治： 适用于湿热下注型小儿阴茎包皮炎。

◆ 验方 3

中药配伍： 鱼腥草 50 克，蛇床子、黄芩、金银花、苦参各 30 克，黄连、紫草、香附各 20 克，甘草 15 克，大黄、川芎、芒硝各 10 克，冰片 4 克。

药浴方法： 将除芒硝、冰片外其余中药材放入锅内，倒入 1500 毫升清水，煎煮 30 分钟，过滤取汁，再将冰片 4 克，芒硝 10 克，兑入药液溶化，待温后熏洗患处 15～20 分钟，每日 4～6 次，每剂用 3 日。用过的药液与原渣再煎 10 分钟后使用。

功能主治： 小儿急性阴茎包皮炎。

◆ 验方 4

中药配伍： 过冬青（荔枝草）200 克。

药浴方法： 将该药材研碎，倒入适量清水，煎沸后过滤取汁，倒入广口瓶内，趁热将阴茎头放在瓶口处，熏蒸后倒入盆内再洗阴茎、阴囊。每日 1 次。

功能主治： 清热祛湿，利水消肿，杀虫止痒，主治小儿阴茎包皮水肿，并兼治湿疹、阴痒。

第九章
小儿皮肤病药浴疗法

小儿痱子

【疾病概述】

痱子是夏季常发生的一种急性皮炎,由于气候炎热出汗过多,汗腺导管被阻塞,引起轻度的皮肤炎症。痱子又名痱疮,好发于小儿头面、胸、背、颊及腹部。中医学认为,痱子多由暑热夹湿,蕴结肌肤,汗出不畅所致。

【症状表现】

初起皮肤发红,而后出现密集的针头大小的丘疹,病人自觉发痒、灼热。

【常用药浴】

◆ 验方1

中药配伍: 苦参、生大黄各20克,冰片、雄黄、黄连各10克。

药浴方法: 将上述中药材(除冰片外)捣碎,浸泡于300毫升浓度为75%的酒精中,加入冰片至其溶化后,用棉花蘸取药液涂擦患处,每日3～4次。连用3～5日,擦面部时注意避开眼睛。

功能主治：适用于湿热蕴结型痱子。

◆ 验方 2

中药配伍：黄柏、徐长卿、野菊花、地肤子各 30 克，明矾
1 克。

药浴方法：将上述中药材放入锅内，倒入 1000 毫升清水，煎
至 400 毫升，待药温至皮肤适应时，浸洗或湿敷患处。每日 2 ~ 3
次，每次 5 ~ 10 分钟，一般 3 ~ 5 日见效，连用 5 ~ 7 日。

功能主治：适用于湿热蕴结型痱子。

◆ 验方 3

中药配伍：马齿苋、败酱草各 35 克。

药浴方法：将上述中药材放入锅内，倒入适量清水煎汁，放
凉后将纱布浸湿，以此洗敷患处。

功能主治：清解暑热毒邪，适用于热重于湿型痱子。

◆ 验方 4

中药配伍：生大黄 9 克，黄连 5 克，冰片 4 克。

药浴方法：将上述中药材（除冰片外）研细末，加浓度为
75% 的酒精 150 毫升浸泡，放入冰片至溶化即可。用时以棉签蘸
药液外涂患处，每日 3 ~ 5 次。

功能主治：清热、泻火、解毒，适用于热重于湿型痱子。

◆ 验方 5

中药配伍：枇杷叶 60 克，滑石粉 30 克，藿香、苍术、野菊花
各 25 克。

药浴方法：将上述中药材放入锅内，倒入适量清水，煎至
2000 毫升后，再加清水 1 倍洗浴。每日 1 次，3 ~ 5 日为 1 个
疗程。

功能主治： 清暑、化湿、解毒、止痒，适用于湿重于热型痱子。

◆ **验方6**

中药配伍： 黄柏、徐长卿、紫花地丁、地肤子各30克，明矾1克。

药浴方法： 将上述中药材放入锅内，倒入1000毫升清水，煎至400毫升，洗涤患处或湿敷，每日2～3次，每次5～10分钟。3日为1个疗程，一般两个疗程即愈。

功能主治： 清热燥湿，祛风止痒，适用于湿重于热型痱子。

小儿湿疹

【疾病概述】

小儿湿疹，是婴幼儿常见皮肤病，多发于满月至1岁左右的小儿。家族有遗传过敏史、喂养不当、消化不良、环境因素等都可能成为发病诱因。中医称此病为"奶癣""胎疮"等。多由胎火湿热、外感湿热邪气所致。

【症状表现】

小儿湿疹多发于两颊、前额及头皮。轻者较易消退，重者也可波及躯干、四肢，甚至周身。皮疹呈多样性，可有红斑、丘疹、水疱、糜烂、渗液、结痂等，愈后不留瘢痕。瘦弱患儿的皮损主要是红斑和脱屑，有剧痒，常反复发作。

【常用药浴】

◆ 验方 1

中药配伍： 马齿苋 60 克，黄柏、生地榆各 30 克。

药浴方法： 上述中药材放入锅内，倒入 1000 ～ 1500 毫升清水，煮沸 15 分钟，冷却后湿敷患处，每日 2 ～ 3 次，每次 20 ～ 30 分钟，湿敷间歇涂青黛散油或二妙散油。

功能主治： 清热、解毒、燥湿，适用于湿热型湿疹。

◆ 验方 2

中药配伍： 川椒、黄柏、蛇床子各 15 克，苍术 12 克，石菖蒲、荆芥、金银花、连翘、白芷、明矾、刺蒺藜、生甘草各 9 克。

药浴方法： 将上述中药材放入锅内，倒入 4000 ～ 5000 毫升清水，煎沸后先熏蒸患处 10 ～ 15 分钟，再取药液分次趁温浸洗患处，每日 3 ～ 4 次。

功能主治： 适用于急性小儿湿疹。

◆ 验方 3

中药配伍： 白鲜皮、儿茶、乌梅、五倍子各 30 克，紫草茸、黄柏、苦参各 9 克，枯矾 6 克。

药浴方法： 将上述中药材放入锅内，倒入适量清水，煎汤取汁，外洗患处。每日 1 剂，每剂洗 2 ～ 3 次。

功能主治： 清热利湿，适用于湿热型小儿湿疹。

◆ 验方 4

中药配伍： 地榆、野菊花、黄柏、苦参、白鲜皮、蛇床子、地肤子、百部各 20 克。

药浴方法： 将上述中药材放入锅内，倒入 2000 毫升清水，煎至 1250 毫升, 熏洗患部, 每日 2 ~ 3 次, 每次 15 分钟。

功能主治: 清热、解毒、利湿, 适用于湿热型小儿湿疹。

◆ **验方 5**

中药配伍: 苍耳根 30 克 (可用苍耳子 15 克代替), 蛇床子、白鲜皮、苍术、苦参、生大黄、黄柏、地肤子各 15 克。

药浴方法: 将上述中药材放入锅内, 倒入 1500 ~ 2000 毫升清水, 浸泡 1 小时, 煮沸 15 分钟, 过滤取汁, 待药液温度降至 38℃左右淋洗患处。每日 1 剂, 早、中、晚各洗 1 次。

功能主治: 清热解毒、祛风燥湿、杀虫止痒, 主治湿热型小儿湿疹。

◆ **验方 6**

中药配伍: 蛇床子、地肤子、苦参、黄柏、鹤虱各 15 克, 蜂房、大黄、生杏仁、枯矾、白鲜皮、大风子、芒硝、蝉衣、牡丹皮各 9 克。

药浴方法: 将上述中药材碾成粗末, 装入布袋并扎紧袋口, 放入锅中, 加 3000 毫升清水, 煮沸 30 分钟, 等到药液温度降至 38℃, 淋洗或湿敷患处, 每次 20 ~ 30 分钟, 每日 1 ~ 2 次。

功能主治: 祛风、止痒、解毒, 适用于血虚风燥型小儿湿疹。

◆ **验方 7**

中药配伍: 荆芥、防风、白鲜皮、地肤子、苦参、艾叶各 15 克, 川椒 4.5 克。

药浴方法: 将上述中药材放入锅内, 加清水适量, 煎沸, 将药液倒入盆内, 待药温适度后外洗患处。每日早晚各洗 1 次。

功能主治: 祛风渗湿, 消炎止痒, 适用于湿热型小儿湿疹。

◆ **验方 8**

中药配伍: 鲜女贞叶 60 克, 地骨皮、生大黄、松花粉、青黛各 30 克,川黄柏 15 克,枯矾 9 克。

药浴方法: 先将前两味药放入锅内,加清水适量,煎沸,药液倒入盆中备用;再将后 5 味药共研细末,贮瓶备用。使用时,先用药液温洗患处,洗后拭干,再取药粉扑擦。每日早晚各洗擦 1 次。

功能主治: 解毒凉血,止痒,清热燥湿,适用于湿热型小儿湿疹。

小儿荨麻疹

【疾病概述】

荨麻疹是一种以风团为特征的血管反应性皮肤病。其临床特征为隆起性风团块,堆累成片,发病骤然,消退迅速,退后不留痕迹,伴有剧烈瘙痒。中医称其为"瘾疹""风疹块""鬼饭疙瘩"。此病分为急性、慢性两类。其中,急性荨麻疹多见于儿童、青年,病因易被发现;慢性荨麻疹多见于成人,难寻病因。儿童以食物和继发感染者多见,上呼吸道感染、化脓性扁桃体炎及肠道感染更易引发该病。

【症状表现】

风热外感型荨麻疹:红色风团,遇热加重,得冷痛缓,瘙痒难忍,口干口渴,舌质红,苔黄,脉浮数。

风寒外袭型荨麻疹:风团淡红色或白色,遇冷加重,得暖痛减,常有瘙痒,口不渴,舌质淡,苔白,脉浮数。

气血两虚型荨麻疹：疹块色淡或与皮肤相同，风团反复发作，瘙痒不明显，常迁延数月甚至更长，劳累后加重，伴随头昏眩晕，面色苍白，体倦乏力，食欲减退，舌淡，苔薄，脉细而缓。

脾胃湿热型荨麻疹：风团色淡，形如云片，常剧痒，伴腹痛、恶心、呕吐、腹泻、食欲不振，苔黄腻，脉濡数。

【常用药浴】

◆ 验方1

中药配伍：夜交藤200克，苍耳子、白蒺藜各100克，白鲜皮、蛇床子各50克，蝉蜕20克。

药浴方法：将上述中药材放入锅内，倒入5000毫升清水，煎沸20分钟，将药液倒入盆内，趁热熏洗患处，待药液温度降至38℃左右，用毛巾蘸药液外洗患处，每次洗15～30分钟。每日两次，每剂可用3～5次。

功能主治：祛风、通络、止痒，适用于风热外感型荨麻疹、气血两虚型荨麻疹。

◆ 验方2

中药配伍：香樟木60克，桂枝30克。

药浴方法：将上述中药材放入锅内，倒入适量清水，煎汤，熏洗患处。每日两次，每次20分钟，3日为1个疗程。

功能主治：温经散寒，祛风止痒，适用于风寒外袭型荨麻疹。

◆ 验方3

中药配伍：地肤子25克，白芷、百部、荆芥、赤芍、透骨草、防风、川椒各20克，独活、一枝蒿、艾叶各10克。

药浴方法：将上述中药材放入锅内，倒入3000毫升清水，浸泡 30 分钟，煎沸 5～10 分钟，取药液倒入盆内，先熏后洗患处，等药温降至 38℃ 左右，洗浴全身，患处多洗。每次 20 分钟，每日洗 1 次，3 日为 1 个疗程。

功能主治：凉血、祛风、止痒，适用于风寒外袭型荨麻疹。

◆ **验方 4**

中药配伍：川椒、生龙骨、蝉衣、苦参、白鲜皮、藿香、乌梢蛇各 50 克，艾叶 30 克，白矾 20 克，大蒜（捣烂）2 头，米醋、白酒各 100 毫升。

药浴方法：将上述中药材（除米醋、大蒜、白酒外），用十倍水煎好后，加入米醋、蒜泥、白酒，利用热气熏洗全身。每晚 1 次，4 日为 1 个疗程。

功能主治：清脾和胃，清热利湿，适用于脾胃湿热型荨麻疹。

小儿尿布皮炎

【疾病概述】

尿布皮炎主要是指发生在尿布遮挡部位的局限性皮炎。初发时局部轻度潮红、肿胀，以致出现血疹、糜烂。主要是尿液分解物的刺激、湿尿布的浸渍所致。其病因病机多为水湿热毒浸淫皮肤。

【症状表现】

皮肤发红、斑丘疹、水泡、糜烂、疼痛或瘙痒等。

【常用药浴】

◆ **验方1**

中药配伍：小米50克，滑石粉适量。

药浴方法：小米加水100毫升左右，文火煮烂。取上层清汤备用，待清米汤温热，用消毒棉球蘸米汤涂洗患处，涂后局部撒上一层滑石粉即可。每日3～4次，至痊愈。

功能主治：适用于各种尿布皮炎。

◆ **验方2**

中药配伍：苦参、土茯苓各30克，苍术、黄柏、牛膝、茵陈、地肤子、白芍各10克。

药浴方法：将上述中药材放入锅内，倒入1000毫升清水，煎至300毫升，等到药液冷却后外洗患处，或用消毒纱布（洗净的旧软布也可），蘸取药液轻擦患处。每隔30分钟1次，每次约5分钟，每日5～7次，连用2～3日。

功能主治：适用于各种尿布皮炎。

◆ **验方3**

中药配伍：野菊花、金银花、蒲公英、黄连、黄芪、黄柏各10～15克。

药浴方法：将上述中药材放入锅内，倒入1000毫升清水，煎汤，过滤取汁，外洗或湿敷患处。每日5～10次，每次5分钟，连用3～5日。

功能主治：适用于各种尿布皮炎。

◆ **验方4**

中药配伍：马齿苋、车前草、苦参各20克，鱼腥草、白鲜皮、蒲公英各15克，黄柏10克。

药浴方法：将上述中药材放入锅内，倒入适量清水，煎成 200 毫升的外洗液。熏洗前清洁臀部，取外洗液 100 毫升，加 70℃ 热水 2000 毫升，先熏患处 5 ~ 6 分钟，待水温降至 39℃时再反复洗 3 ~ 4 分钟，每日两次。

功能主治：清热解毒，收敛利湿，适用于尿布皮炎。

◆ **验方 5**

中药配伍：黄芩、黄连、大黄各 15 克，枯矾 9 克，雄黄 6 克。

药浴方法：将上述中药材放入锅内，加温水 1000 毫升，浸泡 30 分钟后，再煮沸 30 分钟，过滤取汁。使用前，先用温开水将患处洗净，用干净棉布吸干（忌擦），再用棉签蘸此药液涂于患处。每日 3 次以上。

功能主治：清热解毒，燥湿敛疮，适用于尿布皮炎。

小儿白秃疮

【疾病概述】

白秃疮，俗称"癞头疮"。是一种以头皮生白屑、头发脱落成秃疮为临床特征的皮肤癣菌感染性疾病。多互相接触传染，尤其在儿童中常见。病程缓慢，青春期可自愈、头发可再生、不留瘢痕。其病因多为头部不卫生，复因风邪侵入头皮腠理，结聚不散所致。相当于西医头癣中的白癣。

【症状表现】

临床表现初起为头皮出现单个或多个圆形不规则的灰白色

鳞屑斑,边界清楚,渐而成片,病发失去光泽,干枯易折,久之则成秃斑。

【常用药浴】

◆ 验方 1

中药配伍: 苦参 30 克,川黄连、川黄柏、木槿皮各 20 克。

药浴方法: 将上述中药材放入锅内,倒入适量清水,煎汤,待药温热后外洗患处。每日早晚各洗 1 次。

功能主治: 清热利湿,杀虫止痒,适用于湿热毒聚型小儿白秃疮。

◆ 验方 2

中药配伍: 桃白皮 250 克。

药浴方法: 将桃白皮放入锅内,加水 3000 毫升,煎煮,煮至 2000 毫升,倒入盆内先熏后洗头部患处。每日 1 次,10 次为 1 个疗程。

功能主治: 适用于血虚风燥型白秃疮。

◆ 验方 3

中药配伍: 川槿皮、露蜂房、百部、龙胆草、苦参各 30 克。

药浴方法: 将上述中药材浸入食醋中,食醋以淹没药物为适度,浸泡 24 小时,加水为食醋两倍,煎煮 30 分钟,取汁用毛巾蘸药洗患处,每日 3 次。

功能主治: 适用于湿热毒聚型白秃疮。

◆ 验方 4

中药配伍: 黄柏、黄精各 60 克。

药浴方法: 将上述中药材放入锅内,加清水 1000 毫升,煎沸

30 分钟，取汁倒入盆内洗头，每次 15 分钟，每日 1 剂，洗 3 次，7 日为 1 个疗程。

功能主治： 清热解毒，杀虫止痒，主要用于炎症明显、分泌物多的白秃疮患者。

◆ 验方 5

中药配伍： 苦参、百部、千里光、野菊花、一枝黄花各 15 克。

药浴方法： 将上述中药材放入锅内，倒入 1000 毫升清水，煎沸 15 分钟，将药液倒入盆内，趁热先熏后洗头，每次熏洗 20 ～ 30 分钟。每日 1 剂，每日熏洗 2 ～ 3 次，5 日为 1 个疗程。

功能主治： 清热解毒，杀虫止痒，适用于湿热内蕴、血热生风或伴有感染等证型的小儿白秃疮。

小儿手足癣

【疾病概述】

手足癣指的是发生于掌跖及指趾间的浅部真菌感染皮肤病。中医将手癣称为"鹅掌风"，足癣称为"脚湿气""臭田螺"，俗称"烂脚丫"。多数手癣因足癣传染而致。小儿掌、跖皮肤角质层较薄，患手足癣较少，传染源主要来自成人，少数来自感染动物。此病主要发生于湿热交蒸季节，夏日加重，冬日转轻，日久则皲裂，南方多见。

【症状表现】

湿热型手足癣：皮疹以水疱脱屑为主。初期为皮下水疱，也可几个水疱融合成较大的水疱,疱液透明,边界清晰,有痒感。数日后水疱自然吸收,遗留黄白色痂皮或脱屑。多见于手掌、足弓及指(趾)侧缘。

湿毒型手足癣:以糜烂浸渍为主。主要发生在指、趾间,局部皮肤浸渍、糜烂、渗液,边界清晰,去除浸渍的表皮,露出潮红的新生皮肤,伴随着疼痛。

燥热型手足癣:以干燥皲裂为主,皮损呈圆形或环形淡褐色斑片,边界清晰,局部皮肤变厚、干燥、粗糙、脱屑、皲裂,伴随着瘙痒及疼痛。多见于手掌、足底、足跟及手足侧缘。冬季皲裂明显,夏季可出现小水疱。

【常用药浴】

◆ 验方 1

中药配伍: 藿香 30 克,生大黄、皂矾各 12 克,白醋 1000 毫升。

药浴方法: 将上述中药材放入白醋中浸泡 7～8 日(密闭浸泡),过滤取汁,煮沸冷却后,浸洗患处 3～4 小时,或手癣用橡胶手套、塑料袋,足癣用旧胶鞋,灌入药液套手和泡脚 4 小时以上。用药期间 5 日内忌接触碱性物质,如肥皂、石灰等。

功能主治: 清热燥湿,祛风止痒,适用于湿热型手足癣。

◆ 验方 2

中药配伍: 生地黄 30 克,苦参、黄柏、黄连、乌梅、花椒、蝉蜕、白芷、蛇床子、地肤子各 15 克,当归、冰片(另包)、白矾(另包)各 12 克。

药浴方法: 先将前 11 味药放入锅内,倒入 5000 毫升清水,煎至 3500 毫升,再将冰片、白矾加入药液中化开,等到药液凉后,用此药液擦或浸泡患处,不便浸泡的部位可用纱布蘸药液擦洗,每次浸泡 30 分钟,每日 1 剂,每日浸泡 3 次。

功能主治: 清热燥湿,活血解毒,祛风止痒,适用于湿毒型手足癣。

◆ **验方 3**

中药配伍: 土槿皮、蛇床子各 30 克,黄柏、黄芩、黄连、蒲公英、枯矾(另包)各 15 克,蛇蜕 3 克。

药浴方法: 将上述中药材(除枯矾外)放入锅内,倒入 3000 毫升清水煮沸,将药液倒入盆内,再加入枯矾于药液中溶化即可。等到药液温度适宜后浸洗患处,每次浸洗 15 ~ 30 分钟。每日浸洗两次,每剂可用两次。

功能主治: 清热燥湿,解毒杀虫,祛风止痒,适用于湿毒型手足癣。

◆ **验方 4**

中药配伍: 皂角、大风子各 30 克,荆芥、防风、红花、地骨皮、明矾各 18 克。

药浴方法: 将上述中药材用 1500 毫升米醋浸泡 3 ~ 5 日后,用药液浸泡手足,每晚 1 次,连泡两周为 1 个疗程。

功能主治: 润肤化燥,杀虫止痒,适用于燥热型手足癣。

◆ **验方 5**

中药配伍: 白矾、五倍子、地肤子、蛇床子、苦参各 30 克,大风子、川椒、黄柏各 25 克。

药浴方法: 将上述中药材共研细末,用食醋 1000 毫升浸泡 5 天即可使用。用时先将药液振匀,然后将患手患足浸入药液,每日浸泡两次,每次浸泡15分钟,浸泡完毕用温水洗净药液。

功能主治:润肤化燥,杀虫止痒,适用于燥热型手足癣。

小儿体癣

【疾病概述】

体癣指发生于除头皮、手足以外的皮肤浅部真菌感染性皮肤病的统称。主要发生在躯干及四肢近端,也可发生在面部。

此病主要因接触而传染,常于夏季发作,冬季好转。中医关于此病的病名颇多,多以形态命名,如"圆癣""圈癣"等。

【症状表现】

小儿体癣的症状主要包括皮肤瘙痒、丘疹、红斑、水疱、鳞屑等。发病之初通常表现为红色丘疹或小水疱,后逐渐扩大,形成边界清晰的环状红斑,其边缘不断向外扩展。丘疹和水疱常干涸、脱屑,形成鳞屑状红色斑片。此外,体癣还可能伴随不同程度的瘙痒。

【常用药浴】

◆ 验方1

中药配伍:苦参、黄柏、苍术各15克,防风、荆芥各10克,蝉蜕5克。

药浴方法:将上述中药材放入锅中,倒入适量清水,煎煮30分钟,取药液倒入浴盆中,等到温度适宜时让孩子浸泡全身或患处,每日1～2次。

功能主治: 适用于湿热型小儿体癣。

◆ **验方 2**

中药配伍: 透骨草、苦参各 30 克, 红花、雄黄、明矾各 15 克。

药浴方法: 将上述中药材放入锅内, 倒入 3000 毫升清水, 煎至 2500 毫升, 待温后, 用纱布反复洗患处, 每日 3 ～ 4 次, 每次 15 分钟。

功能主治: 清热祛风, 杀虫止痒, 适用于下肢顽癣、皮肤淀粉样变。

◆ **验方 3**

中药配伍: 苦参 50 克, 玄参 30 克, 花椒、大黄各 15 克, 明矾、芒硝各 10 克。

药浴方法: 将上述中药材放入锅内, 倒入适量清水, 煎汤 500 毫升, 以纱布蘸药液擦洗患处, 每次 30 分钟, 每日 3 次。

功能主治: 清热解毒, 杀虫止痒, 适用于湿热型小儿体癣。

◆ **验方 4**

中药配伍: 紫荆皮 60 克, 百部、苦参各 30 克, 蛇床子、防风各 15 克, 露蜂房 10 克。

药浴方法: 将上述中药材放入锅内, 倒入适量清水, 煎煮 30 分钟, 待温后, 局部洗敷或坐浴, 每次 30 分钟, 每日 1 ～ 2 次。

功能主治: 清热祛风, 杀虫止痒, 适用于湿热型小儿体癣。

◆ **验方 5**

中药配伍: 桃枝、核桃枝各 50 克, 鲜山楂 30 克。

药浴方法: 将上述中药材放入锅内, 倒入 250 毫升清水, 煎煮 30 分钟,趁热先熏患处,再洗患处,每日 1 剂,分两次外洗。

功能主治:解毒杀虫,适用于湿热型小儿体癣。

◆ **验方 6**

中药配伍:硫黄 30 克,明矾、大蒜各 10 克,炉甘石、氧化锌各 6 克。

药浴方法:将硫黄、明矾、大蒜研细末,加入后两味药中,置搪瓷盆内,加适量食醋调匀,煮沸 10 分钟,待药液温后擦洗患处,每日两次。

功能主治:杀虫止痒,适用于湿热型小儿体癣。

小儿接触性皮炎

【疾病概述】

中医学认为,此病主要为禀赋不足,皮毛腠理不密,外感毒邪,蕴于肌肤而发。又因个人体质存在差异,内蕴湿热有偏颇,感受外界毒物轻重不同,接触部位不同,因而临床表现各异。通常表现以红斑为主,主要属毒热壅肤;如表现为红斑、水肿、水疱等多种皮损,则属湿热蕴肤。

【症状表现】

毒热壅肤型接触性皮炎:皮损除有红斑、水肿外,还可见大量脓疱。轻则见于局部,皮疹广泛时通常伴随身热,心烦口渴,大便秘结,小便短赤,舌红,苔黄,脉滑数或弦数。

湿热蕴肤型接触性皮炎:轻者局部仅有充血、边界清晰的淡红或鲜红色斑；重者可出现丘疹、水疱、大疱糜烂渗出等损害，并伴随着发热、恶心、小便黄赤、大便干燥或溏而不爽，舌质红，苔黄腻，脉滑数。

【常用药浴】

◆ 验方1

中药配伍：蒲公英、野菊花各30克。

药浴方法：将上述中药材放入锅内，加水1000毫升，煎沸15分钟，取药液倒入盆内，用纱布蘸药水洗患处。每日1剂，每日洗3次，每次洗20分钟，5日为1个疗程。

功能主治：清热解毒，适用于毒热壅肤型接触性皮炎。

◆ 验方2

中药配伍：石榴皮、地榆、蛇床子、蒲公英各30克。

药浴方法：将上述中药材放入锅内，倒入适量清水，煎汤，外洗患处，每日2～3次。

功能主治：凉血、清热、解毒，适用于毒热壅肤型接触性皮炎。

◆ 验方3

中药配伍：千里光、芒硝、大黄、生山楂各60克。

药浴方法：将上述中药材放入锅内，倒入2500毫升清水，煎沸20分钟，取药液倒入盆内，用纱布蘸药水洗患处。每日1剂，每日洗3次，每次洗15分钟，7日为1个疗程。

功能主治：解毒、活血、消肿，适用于湿热蕴肤型接触性皮炎。

◆ 验方4

中药配伍：干马齿苋60克（鲜品150克）。

药浴方法：先将干马齿苋用清水洗净，晾干后加2000毫升清水,煎 20 分钟（鲜品则煮 10 分钟）,将药液倒入盆内,过滤取汁,蘸药水洗患处,并温熨敷之。每日 2 ~ 3 次,每次洗 20 ~ 30 分钟。

功能主治: 清热解毒,除湿止痒,适用于湿热蕴肤型接触性皮炎。

小儿脂溢性皮炎

【疾病概述】

小儿脂溢性皮炎是一种常见皮肤病,通常发生于婴儿出生后不久。病因可能与遗传、免疫功能、环境等因素有关。此外,饮食、细菌感染、皮肤表面的微生物等也可能对该病产生影响。此病属中医学"白屑风""面游风"的范畴,因皮肤油腻而出现红斑、覆有鳞屑而得名。

【症状表现】

湿热熏蒸型脂溢性皮炎:头面等处油腻性鳞屑或结痂,或渗出流滋,甚至头发脱落,便干溲赤,舌红,苔黄腻,脉滑。

血虚风燥型脂溢性皮炎:头面等处干燥脱屑,抓破出血,甚至毛发脱落,舌淡少苔,脉细。

【常用药浴】

◆ 验方 1

中药配伍: 枯矾 12 克,黄连须、黄芩、黄柏、大黄各 9 克,龙胆草 6 克。

药浴方法: 将上述中药材放入锅内,加水 2000 毫升,煎沸 20 分钟,取药液倒入盆内,洗头。每次 10 分钟,隔日洗 1 次,5 日为 1 个疗程。

功能主治: 清热泻火,去油护发,适用于湿热熏蒸型脂溢性皮炎。

◆ **验方 2**

中药配伍: 白鲜皮、苦参、野菊花、大黄、千里光各 30 克。

药浴方法: 将上述中药材放入锅内,倒入 1000 ~ 2000 毫升清水,煎汤,过滤取汁,温洗头部,每日 2 ~ 3 次,药液每日 1 换。

功能主治: 清热解毒,燥湿止痒,适用于湿热熏蒸型脂溢性皮炎。

◆ **验方 3**

中药配伍: 透骨草、侧柏叶各 120 克,皂角 60 克,白矾 10 克。

药浴方法: 将上述中药材放入锅内,倒入 1000 ~ 2000 毫升清水,煎汤,过滤取汁,温洗患处,隔两日 1 次。

功能主治: 除湿、清热、活血,适用于湿热熏蒸型脂溢性皮炎。

◆ **验方 4**

中药配伍: 白芷 120 克,防风、桑寄生各 90 克,蔓荆子 60 克,秦艽、大麻仁各 30 克。

药浴方法: 将上述中药材切细后放入锅中,加水 2000 毫升,煎煮,过滤取汁,待药液温后洗头。隔日 1 次,5 日为 1 个疗程。

功能主治: 祛风、润燥、止痒,适用于血虚风燥型脂溢性皮炎。

◆ **验方5**

中药配伍：生地黄25克，何首乌、火麻仁、天花粉、白蒺藜各15克，威灵仙、石菖蒲、乌豆衣各12克，当归、川芎各9克，生甘草6克。

药浴方法：将上述中药材放入锅内，加水1000～2000毫升，煎汤，过滤取汁，温洗头面部，每日2～3次，药液每日1换。

功能主治：养血、祛风、润燥，适用于血虚风燥型脂溢性皮炎。

小儿疥疮

【疾病概述】

疥疮是由疥虫引起的接触性传染性皮肤病。中医认为，此病为外受虫毒侵袭，温热内蕴，郁于皮肤所致。

临床特点是有接触传染史，多发于指缝及其两侧，其次为手腕曲面、肘窝、腋下、下腹部、脐周、阴部股内上侧等处，通常不发于头面部。此病传染性极强，蔓延迅速，常为集体流行。属于中医学"虫疥""疥疮""癞疥""湿疥""脓疥"范畴。

【症状表现】

自觉瘙痒，遇热或夜间更甚，皮损多为针头大小的微红丘疹，可形成水疱和少数隧道及结节，丘疹如小米粒大小，主要发生于指缝、腕部等处，伴随着口渴，舌质淡，苔白，脉浮数。

【常用药浴】

◆ 验方1

中药配伍： 苦参60克，蛇床子、白芷、金银花、野菊花、黄柏、地肤子、大麻子各30克，猪胆4～5枚。

药浴方法： 将上述中药材放入锅内，倒入2500毫升清水，煎沸10分钟，将药液倒入盆内，待药液凉至38℃时，加入猪胆汁（4～5枚猪胆的汁）浸洗患处，每日1剂，每日洗2～3次，每次洗20～30分钟。

功能主治： 疏风清热，解毒杀虫，适用于湿热内蕴型小儿疥疮。

◆ 验方2

中药配伍： 地肤子30克，花椒9克。

药浴方法： 将上述中药材放入锅内，倒入适量清水，煮沸，取药液趁热先熏后洗。每日1剂，每日洗两次，每次10～15分钟，3～5日为1个疗程。

功能主治： 祛风除湿，杀虫止痒，适用于湿热内蕴型或血虚风燥型小儿疥疮。

◆ 验方3

中药配伍： 苦参250克，猪胆4～5枚。

药浴方法： 将上述中药材放入锅内，倒入3000毫升清水，煎至1500毫升，将药液倒入盆内，待药温降至38℃时，浸洗患处，反复淋洗，每日1次，可洗3～5次。

功能主治： 清热燥湿，杀虫止痒，适用于湿热型小儿疥疮。

◆ 验方4

中药配伍： 鲜石菖蒲（全草）150～200克。

药浴方法： 将石菖蒲洗净，加2000毫升清水，煎煮，将药液倒入盆内，待温时外洗患处，反复淋洗，每日1次，连用2～3日可愈。

功能主治： 杀虫止痒，适用于湿热型小儿疥疮。

◆ **验方5**

中药配伍： 苦参、苍术、百部、千里光、蛇床子各60克，木槿皮30克。

药浴方法： 将上述中药材放入锅内，倒入3000毫升清水，煎至2500毫升，将药液倒入盆内，待药温降至38℃时，浸洗患处，反复淋洗，每次洗20～30分钟。每日1剂，每日洗2～3次。

功能主治： 清热燥湿，祛风止痒，适用于湿热型小儿疥疮。

小儿寻常疣

【疾病概述】

中医称寻常疣为"千日疮"或"疣目"，中医认为，寻常疣是由于正气虚弱，外感风寒湿邪，侵入手部皮肤，使皮肤经络不通，气血不畅，肌肉失去濡养，进而导致皮肤增生，形成的疣状损害。

【症状表现】

毒邪瘀聚型寻常疣：数目较多且疣体较大，表面粗糙污灰，质地坚硬。

气滞血瘀型寻常疣：数目较多，皮肤颜色污黄或有白刺。

【常用药浴】

◆ 验方 1

中药配伍： 大青叶、薏苡仁、牡蛎各 30 克，败酱草、夏枯草各 15 克，赤芍 10 克。

药浴方法： 将上述中药材放入锅中，倒入 1000 毫升清水，煎煮 20 分钟，滤出药液，药渣再加水 1000 毫升，煎煮两次，合并药液，再浓煎至 200 毫升。趁热熏洗患处，每日两次，每次 20 分钟，每剂用 1 日。

功能主治： 清热解毒，软坚散疣，适用于毒邪瘀聚型寻常疣。

◆ 验方 2

中药配伍： 香附、木贼、大青叶、板蓝根各 30 克。

药浴方法： 将上述中药材放入锅内，倒入 500 毫升清水，煎沸 3 ~ 5 分钟。先熏后洗患处，每晚 1 次，每次 20 分钟。每剂药可用 3 日，用时加温，9 日为 1 个疗程。

功能主治： 清热解毒，活血软坚，适用于毒邪瘀聚型寻常疣。

◆ 验方 3

中药配伍： 板蓝根、大青叶、大黄、白鲜皮、明矾各 30 克，蛇床子、地肤子、川椒各 15 克。

药浴方法： 将上述中药材放入锅内，倒入 1500 ~ 2000 毫升清水，煎煮，过滤取汁。等到药液温度降至 38 ~ 42℃时坐浴，用消毒纱布或药棉蘸药液擦洗患部，每次 30 分钟，每剂药早晚各用 1 次。

功能主治： 清热解毒，软坚散疣，适用于毒邪瘀聚型寻常疣。

◆ 验方 4

中药配伍： 马齿苋 60 克，板蓝根 30 克，木贼 15 克，穿山甲

（现在穿山甲为国家一级保护动物，已不再入药，遵医嘱用其他中药材替代）、当归、赤芍、桃仁、红花各10克。

药浴方法： 将上述中药材放入锅内，加水1000毫升，煎煮至500毫升，待药液温度降至38℃左右，浸洗患部，每日1次，每次至少30分钟，10次为1个疗程，可用3个疗程。

功能主治： 养血活血，行气解毒，适用于气滞血瘀型寻常疣。

◆ **验方5**

中药配伍： 木贼、丹参、薏苡仁、板蓝根各30克，香附、川芎各20克，紫草15克，红花12克。

药浴方法： 将上述中药材放入锅内，水煎取药液浸洗手足，每日两次，每次20～30分钟。

功能主治： 养血活血，行气解毒，适用于气滞血瘀型寻常疣。

第十章
小儿寄生虫病药浴疗法

小儿蛲虫病

【疾病概述】

蛲虫病是小儿常见的肠道寄生虫病,经常会在家庭及集体儿童机构中引起流行。蛲虫不需要中间宿主,患者是唯一的传染源。手、玩具、衣物、食物等染有虫卵,导致虫卵经口进入肠内,发育至成虫。雌虫在肛门周围排卵,刺激皮肤引发奇痒。虫寄肠道,影响脾胃,湿热内蕴,日久则耗伤气血。

【症状表现】

轻者没有明显症状,或仅肛门瘙痒、睡眠不安;重者虫多,除肛门瘙痒、睡眠不安外,还会出现精神烦躁,食欲下降,身体消瘦,面色苍黄,甚至恶心、腹痛、夜惊、尿频、遗尿、肛门发炎等症状。有些蛲虫还会进入女孩阴道,引起阴部瘙痒或阴道炎、输卵管炎等。大便后经常能看到粪便中有虫,晚上小儿熟睡后,肛门周围也会看到蛲虫爬出。

【常用药浴】

◆ 验方1

中药配伍： 百部、苦参、川楝子各15克，胡黄连10克，米醋50毫升。

药浴方法： 将前4味中药材放入锅内，加水煎20分钟后，倒入米醋，煮沸后倒入盆内，趁热熏蒸患儿肛门处（熏蒸过程中注意避免烫伤臀部皮肤），至药液温时用其清洗肛门周围。每日1次，连用3日。

功能主治： 适用于小儿蛲虫病。

◆ 验方2

中药配伍： 百部、苦参各15克，六神丸1粒。

药浴方法： 将百部、苦参放入锅内，加适量水，煎汤取汁，每晚熏洗患儿肛门，再将六神丸1粒塞入肛门内，连续使用1周。

功能主治： 适用于小儿蛲虫病。

◆ 验方3

中药配伍： 鹤虱、苦参、百部各15克，花椒6克。

药浴方法： 将上述中药材放入锅内，加适量水，煎汤，过滤取液，临睡前洗肛门、阴部，连洗3日。

功能主治： 适用于小儿蛲虫病。

◆ 验方4

中药配伍： 百部、鹤虱各15克，明矾、胡黄连各6克，雄黄3克，樟脑2克。

药浴方法： 将上述中药材（除樟脑外）倒入锅内，倒入适量清水，煮20分钟后放入樟脑，将药液倒入干净的盆内，等到水温适宜时,让患儿坐在盆上,蒸熏肛门,至药液温热时,清洗患儿肛门。连续熏洗 3 日。

功能主治: 杀虫止痒,清热燥湿,适用于小儿蛲虫病。

◆ **验方 5**

中药配伍: 苦楝皮 20 克,鹤虱、蛇床子、生百部、野菊花各 15 克,生甘草 5 克。

药浴方法: 将上述中药材放入锅内,倒入 2000 毫升清水,煎沸 3 分钟后倒入洁净的盆内,趁热坐熏肛门。待药液温度降至 38℃左右时,用药液洗肛门。每日 1 次,连续用药至痊愈。

功能主治: 杀虫止痒,适用于小儿蛲虫病。

小儿蛔虫病

【疾病概述】

小儿蛔虫病在中医上属于"蛔虫证"的范畴。中医认为,蛔虫病的发生与多种因素有关,如饮食不洁、脾胃虚弱、感受寒湿等。

【症状表现】

蛔虫内阻,气机逆乱,脾胃纳运功能失司,会出现纳呆、呕恶、流涎、脐周疼痛时作时止等症状。重者会表现为面黄肌瘦,精神疲乏,甚至肚腹胀大、四肢瘦弱,形成蛔疳。蛔虫聚肠内,脾胃不和,内生湿热,熏蒸于上,会出现磨牙、鼻痒、面部白斑、白睛蓝斑等症。一旦蛔虫上窜入膈,钻入胆道,则可能发生蛔厥等。

【常用药浴】

◆ 验方 1

中药配伍: 使君子 12 克,乌梅、槟榔各 10 克,川椒(炒)10 粒。

药浴方法: 将上述中药材放入锅内,倒入适量清水,煎煮后过滤取药液,倒入浴盆中,待药液温度适度时,让孩子全身浸泡。每次 20 分钟左右,每日 1 次。

功能主治: 适用于小儿蛔虫病。

◆ 验方 2

中药配伍: 乌梅、槟榔、山楂各 6 克,木香、川椒各 2 克,干姜、黄连各 1.5 克。

药浴方法: 将上述中药材放入锅内,加清水 500 毫升,煮数沸,将药液倒入小盆中,趁热熏洗患儿脐部,药液温度降至 38℃左右,用毛巾浸透稍拧干,热敷脐部,每次熏、敷 30 分钟。每日 1 次,每剂用两次。

功能主治: 驱蛔、止痛,适用于小儿蛔虫病。

◆ 验方 3

中药配伍: 土茯苓 15 克,使君子 12 克,槟榔 10 克,金铃炭 9 克。

药浴方法: 将上述中药材放入锅内,倒入适量清水,煎煮后过滤取药液,倒入浴盆中,待药液温度适度时,让孩子全身浸泡,每次 20 分钟左右,每日 1 次。

功能主治: 适用于小儿蛔虫病。

◆ 验方 4

中药配伍: 槟榔 25 克,使君子 10 克,枳壳、苦楝皮各 7.5 克,乌梅5克,木香3克。

药浴方法: 将上述中药材放入锅内,加1000毫升清水,煮沸5～10分钟,将药液倒入盆中,趁热熏洗痛处,药液温度降至38℃左右,用毛巾蘸药液擦洗患处,每次熏洗15～30分钟。每日1次,每剂用两次。

功能主治: 驱虫安蛔,行气止痛,适用于小儿蛔虫病。

◆ **验方5**

中药配伍: 赤芍10克,黄柏(炒)5克,黄连3克,细辛2克。

药浴方法: 将上述中药材放入锅内,加入适量清水,煎煮后去渣取药液,倒入浴盆中,待药液温度适度时,让孩子全身浸泡,每次20分钟左右,每日1次。

功能主治: 适用于小儿蛔虫病。

第十一章
小儿五官疾病药浴疗法

小儿睑缘炎

【疾病概述】

睑缘炎指睑缘部的急性或慢性炎症,通常由细菌、脂溢性皮炎或局部过敏反应引起,往往合并存在。此病中医学称之为"睑弦赤烂",俗称"烂弦风""烂眼边"。

中医认为此病多因脾胃湿热、外感风邪,内夹心火,三邪相搏所引发。其发生在新生儿身上,又名"胎风赤烂",因其赤烂限于眦部,所以又名"眦帷赤烂"。近视、远视、营养不良、睡眠不足、卫生习惯不良等,都容易患此病。

【症状表现】

风热偏重型睑缘炎:睑缘潮红干燥,睫毛根部有糠皮样脱屑,灼热刺痒,干涩不适,舌红,苔薄白,脉浮。

湿热偏重型睑缘炎:睑弦红赤溃烂痛痒,睫毛成束,或倒睫,睫毛脱落,舌红,苔黄腻,脉数。

心火上炎型睑缘炎:两眦部睑弦红赤糜烂,灼热刺痒,甚至眦部睑弦破裂出血,舌红,苔黄,脉数。

【常用药浴】

◆ 验方1

中药配伍： 黄柏、黄连、黄芩各30克，苦参20克，蝉蜕、白鲜皮各15克，地肤子、蛇床子、白蒺藜各10克，冰片6克。

药浴方法： 将上述中药材（除冰片外）放入锅内，倒入600毫升清水，文火煎20分钟，过滤取药液约200毫升，加入冰片，待药温适度时，清洗患眼10～15分钟，每日两次，10次为1个疗程。

功能主治： 清热解毒，祛风明目，适用于风热偏重型睑缘炎。

◆ 验方2

中药配伍： 蒲公英、金银花各30克，菊花15克，蝉蜕10克。

药浴方法： 将上述中药材放入锅内，用温水浸泡30分钟后，急火煎沸3～5分钟，用药液蒸汽熏眼（避免烫伤）。待药液温度适宜时，用干净纱布或棉球蘸药液洗眼，每次熏洗30分钟，每日3次，每剂用两日，10日为1个疗程。

功能主治： 清热解毒，祛风明目，适用于风热偏重型睑缘炎。

◆ 验方3

中药配伍： 黄连适量。

药浴方法： 将黄连放入锅内，倒入适量清水，浓煎，药液温度适宜后洗眼，每日3～4次，至痊愈。

功能主治： 清心泻火，适用于心火上炎型睑缘炎。

◆ 验方4

中药配伍： 苦参12克，五倍子、黄连、防风、荆芥穗、薏苡仁各9克，红丹2.1克。

药浴方法： 将上述中药材放入锅内，倒入600毫升清水，煎沸5分钟，过滤取药液，将药液倒入大碗内，待药液温度适宜后，用药棉蘸药液洗患眼 15 分钟。每日洗 3 次，每剂可连洗 3 日。

功能主治： 清热渗湿，化腐生肌，适用于湿热偏重型睑缘炎。

◆ 验方 5

中药配伍： 野菊花、艾叶、苦参、蛇床子各 20 克。

药浴方法： 将上述中药材放入锅中，煎 3 次，每次加水 500 毫升，然后将 3 次药液混在一起，再分成 3 份。每日早、中、晚用药液洗眼 1 次，每次用一份药液，用时温度调至适宜。3～5 日为 1 个疗程。

功能主治： 清热解毒，燥湿杀虫，适用于湿热偏重型睑缘炎。

◆ 验方 6

中药配伍： 黄柏 15 克，苦参 20 克，川黄连 6 克。

药浴方法： 将上述中药材放入药罐中，倒入适量清水，浸泡 20 分钟，加 2000 毫升清水，煎汤，煮沸 20 分钟，过滤取汁，调温后足浴。每日两次，每次 30 分钟。每日换药 1 剂，10 日为 1 个疗程。

功能主治： 清热泻火，解毒止痒，适用于湿热偏重型小儿睑缘炎。

◆ 验方 7

中药配伍： 黄柏、菊花、艾叶、灯心草各 15 克。

药浴方法： 将上述中药材洗净后放入药罐内，清水浸泡 20 分钟后，加水 2000 毫升，煎汤，煮沸 20 分钟，过滤取汁，调温后足浴。每日两次，每次 30 分钟，每日换药 1 剂，10 日为 1 个疗程。

功能主治： 清热利尿，燥风去湿瘘，适用于湿热偏重型小儿睑缘炎。

◆ 验方 8

中药配伍： 防风、杏仁各 30 克，白芷、荆芥各 15 克。

药浴方法： 将上述中药材洗净后，放入药罐中，倒入适量清水，浸泡 20 分钟，加水 2000 毫升，煎汤，煮沸 20 分钟，过滤取汁，调温后足浴。每日两次，每次 30 分钟，每日换药 1 剂，10 日为 1 个疗程。

功能主治： 祛风散瘀，去腐敛疮，适用于风热偏重型或湿热偏重型小儿睑缘炎。

小儿结膜炎

【疾病概述】

结膜炎是结膜组织在外界和机体自身因素作用下发生的炎性反应的统称，是一种眼科常见病。其病因主要是结膜大部分与外界直接接触，易受到周围环境中感染性（感染细菌、病毒及衣原体等）和非感染性（外伤、化学物质及物理因素等）因素的刺激，而且结膜的血管和淋巴丰富，易发炎、过敏。

中医称此病为"天行赤眼"。由于此病发作时双眼畏光、流泪、刺痛和有稀薄的分泌物，且眼睑肿胀，眼结膜因扩张的血管和出血成为红色，因而又俗称为"红眼病"。此病可因风热或戾气外侵，客于肺经，上攻白睛所致；或由肺经燥热，阴虚火旺上炎白睛所致；也可能是脾肺湿热兼风邪所致。

【症状表现】

眼睛流泪，有异物感、灼热感、痒感，眼睛分泌物增多、结膜充血，通常视力不受影响，但当其炎症波及角膜或引起并发症时，则会损害视力。

小儿药浴疗法

【常用药浴】

◆ **验方1**

中药配伍： 桑叶30克，野菊花、金银花各10克。

药浴方法： 将上述中药材放入锅内，加500毫升清水，浸泡10分钟，文火煎沸15分钟。将药液倒入大碗内，先熏眼10分钟，至药液温后，再反复洗患眼5分钟左右。每日熏洗3次。

功能主治： 祛风清热，适用于外感风热型小儿结膜炎。

◆ **验方2**

中药配伍： 槐花10克，菊花6克。

药浴方法： 将上述中药材放入锅内，倒入适量清水，煎汤，先熏眼10分钟，至药液温后，再反复洗患眼5分钟左右。每日熏洗3次。

功能主治： 适用于流行性结膜炎。

◆ **验方3**

中药配伍： 蒲公英24克，金银花15克，连翘、白蒺藜、菊花、赤芍各12克，荆芥、防风各10克，红花、薄荷、蝉蜕各9克，酒军3克。

药浴方法： 将上述中药材放入锅内，倒入1000毫升清水，煎沸5分钟，取药液300毫升，分两次内服，将剩余药液倒入大碗内，让患儿睁眼俯于碗上，趁热熏目，待药液温度适宜洗目，每次15～30分钟。每日1剂，每日熏洗3次。

功能主治： 清热解毒，活血化瘀，消肿止痛，适用于风热上攻型或热毒壅盛型小儿结膜炎。

◆ **验方4**

中药配伍： 柴胡、生地黄、车前子各15克，栀子、菊花、决明子各 12 克,蝉蜕 10 克,黄连 8 克,甘草 6 克。

药浴方法：将上述中药材放入锅内,倒入适量清水,煎汤,过滤取药液,待药液温度适度时,洗眼或用药液浸湿的纱布敷眼 20 ~ 30 分钟。同时交替使用吗啉胍滴眼液和氯霉素眼液。

功能主治：清肝、泄热、明目,适用于风热上攻型或热毒壅盛型小儿结膜炎。

小儿沙眼

【疾病概述】

此病在《肘后备急方》中称为"目中风肿",《诸病源候论》中称为"目风赤候""脂目候",《千金方》称此病为"睑生风粒"。《证治准绳》称其为"椒疮",此后医籍多沿用此名。此病主要因脾胃积热,外感风热邪毒,内热与外邪相结,聚于胞睑肌腠,使脉络受阻,导致气血失和而致。

【症状表现】

眼睛红,有摩擦感、异物感,甚至有酸涩感、流泪,同时伴随着大量白色泡沫状分泌物。在上、下穹窿部,特别是在上穹窿部有大量铺路石样的乳头,使眼睛有明显瘙痒感。黑眼仁周围因眼睛充血而变得通红,黑眼仁边缘出现新血管的生长,称之为沙眼的角膜血管翳,甚至还会形成角膜混浊,导致看不清东西。因结膜内感染大量沙眼衣原体,可能会形成结膜瘢痕,从而导致睫毛向内卷,或者睫毛向外翻的情况。

【常用药浴】

◆ **验方 1**

中药配伍：黄柏、金银花、菊花、板蓝根各 10 克，黄连、黄芩、大黄各 5 克。

药浴方法：将上述中药材放入砂锅中，倒入 500 毫升清水，煎煮至剩余 200 毫升药液。用纱布过滤药液，熏洗患眼即可。每日 2～3 次，每次 10～15 分钟。

功能主治：适用于湿热蕴结型小儿沙眼。

◆ **验方 2**

中药配伍：金银花 15 克，连翘、黄柏、菊花、桑叶各 10 克，黄连、黄芩各 5 克。

药浴方法：将上述中药材放入砂锅中，倒入 500 毫升清水，煎煮至剩余 200 毫升的药液。过滤取药液，倒入盆内熏洗患眼即可。每日 2～3 次，每次 10～15 分钟。

功能主治：适用于湿热蕴结型和风热上攻型小儿沙眼。

◆ **验方 3**

中药配伍：鲜芦根 30 克，杏仁、连翘各 15 克，冬桑叶、白菊花、桔梗各 10 克，薄荷、生甘草各 6 克。

药浴方法：将上述中药材放入锅内，倒入适量清水煎沸。取药液先熏后洗患眼，每天 3 次。

功能主治：疏风清热，适用于风热客睑型沙眼。

◆ **验方 4**

中药配伍：秦皮、防风、黄芩、黄连、菊花、薄荷各 10 克，硼砂 1 克。

药浴方法：将上述中药材放入锅内，倒入适量清水，煮沸后，取药液趁热熏眼 15 ~ 20 分钟,每日两次。

功能主治: 清脾泄热,佐以祛风,适用于脾胃热盛型沙眼。

◆ **验方 5**

中药配伍: 明矾、胆矾、黄连各 3 克,木贼 6 克。

药浴方法: 将上述中药材放入锅内,倒入适量清水,煎汤,熏洗双眼,每晚 1 次。再用时加热,可用 1 周。

功能主治: 清热解毒,凉血散瘀,适用于血热壅盛型沙眼。

小儿眼痒

【疾病概述】

眼痒即目痒症,指不伴黑睛生翳,白睛无红赤,或虽红赤而不痛,但以眼部发痒为主要症状的眼病。此症主要发生于内眦部,古代有"眼痒极难忍""痒如虫行"的记载。

此病主要是由于风邪外袭,邪气流连于睑眦腠理之间,或饮食不节,嗜食辛辣,脾胃湿热蕴积,复感风邪,风邪湿热上壅于目,阻遏经络,气滞血瘀而致。也有因肝血亏少,血虚风动而作痒者。

【症状表现】

风邪侵袭型眼痒:两眦及睑内作痒,春季尤为明显,视力正常,舌苔薄黄,脉浮数。

湿热夹风型眼痒:眼内奇痒难忍,胞睑沉重,白睛黄浊,舌红,苔薄黄腻,脉滑数。

血虚生风型眼痒：眼痒时作时止，局部没有异常，形体不实，舌淡苔白，脉细。

【常用药浴】

◆ 验方 1

中药配伍：蝉蜕 10 克，菊花 6 克。

药浴方法：将上述中药材放入锅内，倒入 250 毫升清水，煎沸后，过滤取药液，备用。临用时，将药液倒入盆内，待温用纱布蘸药水洗患眼。反复洗之，每日洗 3 次。

功能主治：祛风清热，适用于眼痒。

◆ 验方 2

中药配伍：白菊花 15 克，薄荷 9 克，荆芥、防风、蔓荆子各 5 克。

药浴方法：将上述中药材放入锅内，倒入 500 毫升清水，煎沸，过滤取药液，备用。临用时，将药液倒入碗内，趁热熏眼，待药液温后洗患眼。每日 1 剂，每日熏洗 3 次。

功能主治：疏风、散热、止痒，适用于风邪侵袭型眼痒。

◆ 验方 3

中药配伍：龙胆草、当归尾、黄连、滑石末、赤芍、杏仁（去皮尖）各 3 克。

药浴方法：将上述中药材放入锅内，倒入适量清水，浸泡 20 分钟后煮沸，过滤取药液，待药液温度适宜用纱布蘸洗患眼，每天洗数次。

功能主治：养血、息风、止痒，适用于风邪侵袭型眼痒。

◆ 验方 4

中药配伍：白食盐 12 克，乌贼鱼骨 4 枚（去甲，研细）。

药浴方法： 将上述中药材放入锅内，加水1碗，煎数沸后，将药液倒入碗内，待药液温后洗患眼，每日早晚各1次。

功能主治： 清热除湿，消炎止痒，适用于湿热夹风型眼痒。

小儿角膜炎

【疾病概述】

小儿角膜炎的病因较多，如感染细菌或病毒、过敏、外伤等都可导致眼球发炎，医学上称为"角膜炎"。

此病属中医学"聚星障""凝脂翳""花翳白陷""银星独见""混睛障""枣花翳"和"风轮赤豆"等范畴。

【症状表现】

风热客目型角膜炎：患眼修痛，畏光流泪，抱轮红赤，黑睛生翳，或疏散或密聚，伴随着恶风发热，鼻塞，口干咽痛，苔薄黄，脉浮数。

肝胆火炽型角膜炎：患眼干涩疼痛，灼热畏光，热泪频流，白睛混赤，黑睛生翳，扩大加深，或兼见胁痛，口苦咽干，溺黄，舌红，苔黄，脉弦数。

湿热犯目型角膜炎：患眼泪热胶黏，抱轮红赤，黑睛生翳，如地图状，或黑睛深层生翳，呈圆盘状浑浊、肿胀，或病情缠绵，反复发作，伴随头重胸闷，口黏纳呆，便溏，舌红，苔黄腻，脉濡数。

阴虚火炎型角膜炎：眼内干涩不适，畏光较轻，抱轮红赤，黑睛生翳日久，迁延不愈或时逾时发，伴随着口干咽燥，舌红少津，脉细或细数。

【常用药浴】

◆ **验方1**

中药配伍： 黄精18克，枸杞子13克，金果榄10克，白蒺藜12克，急性子、菟丝子、杭菊花各9克，谷精草8克，密蒙花6克，炙甘草5克。

药浴方法： 将上述中药材除杭菊花、白蒺藜放入锅内，倒入适量清水，水煎两次，共取药液300毫升，每日早、晚各内服一次。药渣加水复煎，加入杭菊花、白蒺藜，取药液熏洗患眼，每晚1次。

功能主治： 清肝补肾，明目退翳，适用于肝胆火炽型小儿角膜炎。

◆ **验方2**

中药配伍： 紫花地丁、蒲公英、金银花各20克，黄精15克，赤芍、菊花、车前子、决明子各12克，柴胡、薄荷、木通、蝉蜕各6克。

药浴方法： 将上述中药材放入锅内，倒入适量清水，煎汤，每日1剂，分两次服用。药渣加水复煎，取药液熏洗患眼15～20分钟，每日2～3次。

功能主治： 适用于风热客目型小儿角膜炎。

◆ **验方3**

中药配伍： 芙蓉叶60克，菟丝子30克，薄荷15克。

药浴方法： 将上述中药材放入锅内，倒入适量清水，煎汤，滤取药液，等到其温度降至38℃以下，彻底冲洗双眼睑，尤其是患病部位；接下来用无菌纱布浸药液，置于患眼湿敷，每日3～4次，治愈后停用。此方能迅速止痛，1～3天开始疼痛减轻，

4 ～ 7 天治愈,重症者 10 ～ 15 天治愈。

功能主治: 适用于风热客目型小儿角膜炎。

◆ 验方 4

中药配伍: 决明子、蒲公英、金银花、生地黄、玄参、夏枯草、黄芩、玄明粉各 10 克,菊花 8 克,甘草 5 克。

药浴方法: 将上述中药材(除玄明粉外)倒入锅内,倒入 800 ～ 1000 毫升清水,煮沸 25 分钟,过滤取药液,入玄明粉搅匀,待药液温后洗患眼。每次 10 分钟,每日洗 3 ～ 4 次。

功能主治: 清肝明目,适用于肝胆火炽型角膜炎。

◆ 验方 5

中药配伍: 金银花、连翘、蒲公英、大青叶、薄荷、紫草、柴胡、秦皮、黄芩各等分。

药浴方法: 将上述中药材放入锅内,倒入适量清水煎汤,先熏后洗患眼,每日 1 ～ 2 次,每次 20 分钟。

功能主治: 清热除湿,适用于湿热犯目型角膜炎。

◆ 验方 6

中药配伍: 石决明 20 克,生地黄、白芍各 15 克,熟地黄 12 克,五味子、麦冬、知母、黄柏、柴胡各 10 克。

药浴方法: 将上述中药材放入锅内,倒入 1000 ～ 1500 毫升清水,煎煮后取药液内服,用药渣再次煎水,待药液温后将纱布浸湿热敷眼部。

功能主治: 滋阴降火,适用于阴虚火炎型角膜炎。

【疾病概述】

　　睑腺炎即平时所说的"针眼"，是细菌（常见为葡萄球菌）感染引起睑腺体急性炎症。根据受累腺组织的不同部位，分为内、外两种。外睑腺炎指睫毛毛囊所属的皮脂腺受感染，内睑腺炎指睑板腺急性化脓性炎症。

　　中医认为，脾胃积热是其病理基础，在此基础上遇到风邪外袭、热毒炽盛、热毒内陷等，导致风热搏击，热邪循经上扰眼睑，炼津灼液，进而致使气血凝滞，局部化热酿脓而变生泡肿。

　　此证乃脓毒扩散、热扰神明的危重症（属西医学中的中枢神经系统感染、败血症等的范畴），所以治疗此证型患儿时，要选择容易通过血脑屏障的高效抗生素，并通过中医手段对症治疗，以免贻误病机。

【症状表现】

　　外睑腺炎：初时痒感逐渐加剧，眼睑水肿，充血，有胀痛和压痛，在接近睑缘处可触到硬结。发生在外眦部者疼痛特别显著，外侧球结膜水肿，耳前淋巴结肿大并有压痛。数日后硬结逐渐软化，在睫毛根部有黄色脓头，积脓一经穿破皮肤，向外排出，红肿逐渐消退，疼痛亦可随之减轻。

　　内睑腺炎：因为睑板腺被牢固的睑板组织包围，病变较深，故眼睑红肿不明显。腺体化脓后在充血的结膜面可隐约见灰黄色的脓头，多突破睑板和结膜的屏障，而流入结膜囊，有的从睑板腺开口处流出，个别可穿破皮肤。脓液排出后，红肿即消散。如果致病菌毒性剧烈,则在脓液未向外穿破前,炎症已扩散,侵犯整个睑板而形成眼睑脓肿。

【常用药浴】

◆ 验方1

中药配伍:明矾、甘草、黄连、黄柏、红花各2克。

药浴方法:将上述中药混合后放入锅内,倒入300毫升清水,煎取200毫升,用纱布蘸药液敷眼。

功能主治:清热解毒,活血消肿,适用于睑腺炎、眼睑溃疡、流行性结膜炎等眼部炎症。

◆ 验方2

中药配伍:桔梗、荆芥、紫菀、百部、白前各9克,陈皮6克,甘草3克。

药浴方法:取上述中药材放入锅内,倒入1000～1500毫升清水,煮沸,取药液倒入广口瓶中。趁热将患眼对着瓶口熏蒸,熏蒸至药凉,取出部分药液冲洗患眼。每日1剂,早晚各1次,至痊愈。

功能主治:疏风清热,散结消肿,适用于风热犯肺型小儿睑腺炎。

◆ 验方3

中药配伍:蒲公英、金银花、野菊花、紫花地丁各30克,赤芍、丹参各20克,大黄、黄芩、牡丹皮各15克,黄连、桑叶、防风各10克。

药浴方法:将上述中药材放入锅内,倒入1500～2000毫升清水,煮沸,取药液倒入广口瓶内。让患儿端坐闭目,瓶口朝着患儿的眼睑红肿区,使蒸汽达于患处,以产生温热感而不烫伤皮肤为度。熏蒸 20 ～ 30 分钟，每日两次，至痊愈。

功能主治： 祛风清热，泻火解毒，适用于风热犯肺型小儿睑腺炎。

◆ 验方 4

中药配伍： 栀子、连翘、薄荷、黄芩、黄连、当归、白芍、槟榔各 9 克，大黄、木香各 6 克，甘草 3 克。

药浴方法： 将上述中药材放入锅内，倒入 1000 ～ 1500 毫升清水，煮沸，取药液倒入广口瓶内。让患儿端坐闭目，瓶口对向患儿眼睑的红肿区，距离约 20 ～ 25 厘米，使蒸汽达于患处，以产生温热感而不烫伤皮肤为度。熏蒸 20 ～ 30 分钟，至药凉后，取一半药液口服，一半药液冲洗患眼。每日 1 剂，早晚各 1 次，治愈为度。

功能主治： 泻火解毒，散结消肿，适用于风热犯肺型小儿睑腺炎。

◆ 验方 5

中药配伍： 野菊花 20 克，蒲公英、苦地丁各 30 克。

药浴方法： 将上述中药材放入锅内，倒入适量清水煎汤，煎两次，取汁备用。趁热先熏患眼，待药液温后用纱布热敷患处。每日 2 ～ 3 次。

功能主治： 适用于风热邪毒上攻型小儿睑腺炎。

小儿药浴疗法

小儿过敏性鼻炎

【疾病概述】

过敏性鼻炎是耳鼻喉科的常见疾病,是易感个体接触致敏原后导致的鼻黏膜慢性炎症性疾病,在中医属于"鼻鼽"范畴。过敏性鼻炎有发病率高、难以根治等临床特征,给患者的日常生活带来极大困扰,已经成为国际关注的全球性疾病。

现代医学认为,过敏性鼻炎主要是由体质因素或与过敏原接触所致,多发于过敏体质的人身上。接触或食用过敏原都会导致过敏性鼻炎的发生,家中常见的过敏原包括宠物毛发、霉菌、螨虫等,户外常见过敏原包括昆虫、花粉、树脂等。空气中的芳香烃、甲醛等,也是常见的引起过敏性鼻炎的刺激物。

早在《黄帝内经》中就有"五气为病……肾为欠、为嚏""嚏咳鼽衄,从火化也"的记载。《东医宝鉴》中也有"嚏者鼻为肺窍,痒为火化"的论述。《古今医统大全》中认为,"鼻痒,乃热则生风故也"。《景岳全书》中则有"肺热则鼻涕出"的记载。过敏性鼻炎主要是因外邪侵袭、情志内伤、劳欲久病、饮食失宜或体质因素所致,此病病位主要在肺,与脾、肾密切相关。其病理因素主要有风、寒、热三个因素,病性分为虚和实两方面。虚的方面主要是肺、脾、肾三脏阳气亏虚,实的方面主要表现为外感风寒、肺经郁热等。

【症状表现】

肺气虚弱型过敏性鼻炎:发病突然,鼻内奇痒,酸胀不适,喷嚏不止,鼻塞流清涕,晨起稍遇风寒便发作,面色苍白,气短,动则易汗,恶风怕冷。

肺脾气虚型过敏性鼻炎:鼻塞、鼻胀较重,鼻涕清稀或黏白,淋沥而下,嗅觉迟钝,双下鼻甲黏膜肿胀,苍白或灰暗,或呈息肉样变。病情迁延不愈,反复发作,经常感到头重头昏,神昏气短,畏寒,四肢困倦,胃纳欠佳,便溏,舌质淡或淡胖,舌边或有齿印,苔白,脉濡弱。

肾阳亏虚型过敏性鼻炎:多为长年性发作,鼻痒不适,喷嚏不止,时间较长,清涕难敛,早晚较甚,鼻甲黏膜苍白水肿。平时畏寒,甚至枕后、颈项、肩背都觉得寒冷,四肢不温,面色淡白,精神不振,或见腰膝酸软,遗精早泄,小便清长,夜尿多,舌质淡,脉沉细弱。

肺经郁热型过敏性鼻炎:主要发生在鼻衄初起或禀质过敏者。患者遇热气或食辛热食物时,鼻胀塞、酸痒不适,喷嚏频作,鼻流清涕,鼻下甲肿胀,色红或紫暗,或见咳嗽咽痒,口干烦热,脉弦或弦滑,舌质红,苔白。

【常用药浴】

◆ 验方1

中药配伍: 辛夷、金银花各15克,蒲公英、紫花地丁、防风、黄芩、白鲜皮各10克,蝉蜕5克,牡丹皮、菊花、白附子、桂枝各8克。

药浴方法: 将以上药物放入锅内,倒入500毫升清水,煎汤,趁热用药液蒸汽熏鼻,熏时应尽量深吸气,使药蒸汽进入鼻腔内。等到药液温后,用药液冲洗鼻腔。每日熏洗3次,连用3～5日。

功能主治: 适用于各种小儿过敏性鼻炎。

◆ 验方 2

中药配伍： 荆芥、防风、羌活、独活各 10 克，川芎、辛夷各 6 克，生姜 3 克。

药浴方法： 将上述中药材放入锅内，倒入 2000 毫升清水，待煮沸时，吸入蒸汽，每日两次，3 日为 1 个疗程。

功能主治： 祛风、散寒、通窍，适用于肺气虚弱型过敏性鼻炎。

◆ 验方 3

中药配伍： 生薏苡仁 30 克，党参、黄芪、茯苓各 15 克，五味子 12 克，白术、升麻、柴胡各 10 克，炙甘草、陈皮各 6 克。

药浴方法： 将上述中药材放入锅内，倒入 1000 ~ 1500 毫升清水，煮沸 15 分钟，等到药温降至 38℃左右熏洗，每日 3 次，每次 15 ~ 30 分钟。

功能主治： 健脾益气，补肺敛气，适用于肺脾气虚型过敏性鼻炎。

◆ 验方 4

中药配伍： 熟地黄、鹿角霜、山药各 15 克，山茱萸 12 克，熟附子 10 克，炙甘草 6 克，肉桂 3 克。

药浴方法： 将上述中药材放入锅内，倒入 1000 ~ 1500 毫升清水，煮沸 30 分钟，待温后熏洗，每日 3 次，每次 15 ~ 30 分钟。

功能主治： 温肾壮阳，益气固表，适用于肾阳亏虚型过敏性鼻炎。

◆ 验方 5

中药配伍： 升麻、麦冬、百合各 15 克，黄芩、知母、桑白皮、枇杷叶、栀子各 12 克，辛夷、地龙干各 10 克。

药浴方法：将上述中药材放入锅内，倒入 1000 ~ 1500 毫升清水，煮沸 15 分钟，待药温降至 38℃左右熏洗，每日 3 次，每次 15 ~ 30 分钟。

功能主治：清宣肺热，散邪通窍，适用于肺经郁热型过敏性鼻炎。

◆ **验方 6**

中药配伍：辛夷、黄芩、白芷、川芎、薄荷、金银花各 25 克。

药浴方法：将上述中药材放入保温瓶内，冲入开水，盖盖闷 5 分钟后，用手捂住瓶口周围，中间留出空隙，将鼻孔对准空隙，熏蒸患鼻。每次 10 分钟，每日两次，7 日为 1 个疗程。

功能主治：疏风清热，宣通鼻窍，适用于肺经郁热型过敏性鼻炎。

◆ **验方 7**

中药配伍：藿香 10 克，辛夷 3 克。

药浴方法：将上述中药材放入保温杯内，倒入开水冲泡 5 ~ 10 分钟，用其热气熏蒸鼻子数分钟。

功能主治：适用于肺经郁热型小儿过敏性鼻炎。

小儿鼻窦炎

【疾病概述】

中医称小儿鼻窦炎为"鼻渊"，是由邪毒滞留鼻窦黏膜所致。鼻子是呼吸的通道，与肺直接相连，肺气调和，鼻子才能通气、嗅觉灵敏。因此，鼻子的问题常常与肺相关。肺主一身之气，而脾胃是气血生化之源。因此,肺气的问题根源在脾胃。

此外,慢性鼻窦炎可因急性鼻窦炎迁延不愈、反复发作转化而来。病程超过 12 周,则可诊断为慢性鼻窦炎。而急性鼻窦炎的常见诱因是感冒。在过敏性鼻炎高发季节,炎症由鼻部向后蔓延至鼻窦方向,同样会并发鼻窦炎。

【症状表现】

流鼻涕,多为脓性或黏脓性,黄色或黄绿色;由于鼻黏膜肿胀和分泌物积聚,出现持续性鼻塞;鼻涕倒流至咽喉部可引起咳嗽,夜间加重;年龄较大的儿童,可能会出现头痛或面部疼痛的症状;鼻塞严重的患儿会出现嗅觉障碍。此外,还可能出现发热、脱水、精神萎靡或烦躁不安、呼吸急促、拒食、咽痛、急性中耳炎和鼻出血等。

【常用药浴】

◆ 验方 1

中药配伍: 金银花、白芷、川芎、辛夷花、黄芩各 15 克。

药浴方法: 将上述中药材放入保温杯内,用开水冲泡,然后将水杯盖严。5 分钟后,打开杯盖,确保杯口周围用手捂严,中间留出空隙。将鼻孔对准空隙处,通过间断深吸气的方式,将热气吸入鼻腔内。待热气蒸发后,停止治疗。每日两次,7 日为 1 个疗程。

功能主治: 适用于急性、慢性鼻窦炎。

◆ 验方 2

中药配伍: 苍耳子、白芷、辛夷各 30 克。

药浴方法: 将上述中药材磨粉后,用香油 30 毫升浸泡 24 小时,加热搅匀放凉,每日两次,每次每个鼻孔滴1滴。

功能主治: 适用于风寒型或虚寒型小儿鼻窦炎。

◆ 验方3

中药配伍: 板蓝根、鹅不食草、辛夷、川黄柏各15克,桔梗3克,冰片1.5克。

药浴方法: 将上述中药材(除冰片外)放入锅内,倒入500毫升清水,煎至300毫升,注入盐水瓶内,加入冰片,鼻对瓶口熏之。注意深呼吸,每次熏10~15分钟。每日3次,5日为1个疗程。

功能主治: 疏风清热,肃肺通窍,适用于风热犯肺型小儿鼻窦炎。

◆ 验方4

中药配伍: 苍耳子、辛夷(包煎)、黄芪、升麻、鹅不食草、金银花、黄芩、白芷、川芎各10克,菊花、藿香、薄荷、甘草各6克。

药浴方法: 将上述中药材放入药锅中,倒入适量清水,然后将药锅盖严,先开文火煮沸15分钟,微移锅盖留出空隙;将鼻孔对准空隙,用药物蒸汽熏鼻,注意深呼吸,将气雾吸入鼻腔、鼻窦腔内,10分钟左右即可。

功能主治: 温肺散寒,适用于一般性小儿鼻窦炎。

◆ 验方5

中药配伍: 生黄芪、生薏苡仁各30克,生白术15克,白芷、苍耳子、藿香、葛根各10克,防风9克,菖蒲6克。

药浴方法: 将上述中药材放入锅内,倒入适量清水,煎汤,用蒸汽熏鼻10分钟,每日1剂,早晚各1次,7日为1个疗程。

功能主治: 清热化湿,健脾助运,适用于一般性小儿鼻窦炎。

◆ **验方 6**

中药配伍： 钩藤 30 克，金银花 20 克，玄参、川乌、草乌、白芷各 15 克，柴胡、薄荷各 10 克。

药浴方法： 将上述中药材放入锅内，倒入 2000 毫升清水，煎至 1000 毫升。先让患儿者用鼻子吸入热气，从口中呼出，重复此操作 10 分钟，然后洗头。早晚各一次，每剂可熏洗两天，两剂为 1 个疗程。

功能主治： 适用于风热型小儿鼻窦炎。

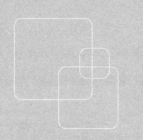

第十二章
小儿外科疾病药浴疗法

小儿疮疖

【疾病概述】

小儿疮疖是发生在儿童皮肤表面的一种皮肤毛囊或皮脂腺的急性化脓性炎症。中医认为其发病与热毒侵入皮肤有关,属于疮疡热证。疮疖一般发生在肌肤浅表部位。治疗上,中医一般以清热解毒为主,并根据具体情况进行局部和全身治疗。在预防上,保持皮肤清洁和增强机体免疫力是预防疮疖的重要措施。

【症状表现】

表现为局部红肿、发热、疼痛。根据疖子的不同特征,可分为有头疖、无头疖、蝼蛄疖、疖病等。其发病部位常见于头部、颈项、面部、背部、臀部、外阴部及皮脂腺丰富的部位。

【常用药浴】

◆ 验方1

中药配伍: 大黄、黄连、黄芩、黄柏、野菊花各 15 克。

药浴方法: 将上述中药材择洗干净,放入药罐中,加入适量清水,浸泡 5 ~ 10 分钟后,水煎取汁,先用棉签蘸药液外搽患处,待温度适可时进行足浴,每日 2 ~ 3 次,每次 20 分钟,每日 1 剂,连续 5 天。

功能主治： 清热解毒,消肿散结,适用于热疖。

◆ 验方 2

中药配伍： 金银花、连翘、蒲公英、鱼腥草、皂角刺、野菊花各 15 克。

药浴方法： 将上述中药材择洗干净,放入药罐中,加入适量清水,浸泡 5 ~ 10 分钟后,水煎取药液,先用棉签蘸药液外搽患处,待温度适可时进行足浴,每日 2 ~ 3 次,每次 20 分钟,每日 1 剂,连续 5 天。

功能主治： 清热解毒,消肿散结,适用于热疖。

◆ 验方 3

中药配伍： 蒲公英、金银花、红藤、紫草、四季青各 20 克,碘伏 2 毫升。

药浴方法： 头颈、上肢疮疡加白芷、野菊花各 20 克；臀部、下肢疮疡加黄柏、虎杖各 20 克；血热甚者加牡丹皮、赤芍各 20 克；夹湿者加苦参、地肤子各 20 克；溃脓者加天花粉、败酱草各 20 克；腐脱收口者加当归、儿茶、乌梅、炉甘石各 20 克；阴证疮疡加附子、肉桂、乌头、干姜各 20 克。将对症的中药材放入锅内,加 1000 毫升清水,煎至 500 毫升,加碘伏 2 毫升,混匀后浸洗患处,每次 30 分钟至 1 小时,每日两次。

功能主治： 清热解毒,凉血和营,适用于热毒蕴结型疮疖。

◆ 验方 4

中药配伍： 野菊花、金银花各 50 克,紫花地丁、黄柏、大黄、皂角刺各 30 克。

药浴方法: 将上述中药材放入锅内,倒入 2000 毫升清水,大火煮 30 分钟,将药液倒入盆内,稍冷却后熏洗患处,每日 2 ~ 3 次,每次熏洗 30 分钟。每日 1 剂,连续 5 天。

功能主治: 清热解毒,通络消肿,适用于热毒蕴结型疮疖。

◆ 验方 5

中药配伍: 黄柏 30 克,川花椒 25 克,芫花 15 克。

药浴方法: 将上述中药材碾成粗末,装入纱布袋内,倒入 2500 毫升清水,煮沸 30 分钟,用软毛巾蘸洗患处 20 分钟。

功能主治: 清热解毒,祛风除湿,适用于暑热浸淫型疮疖。

◆ 验方 6

中药配伍: 荷叶、扁豆叶、佩兰、藿香、蒲公英各 10 克。

药浴方法: 将上述中药材放入锅内,倒入 1500 毫升清水,煮沸 100 分钟,将药液倒入盆内,待药液稍冷却后淋洗患处,每日淋洗两次,每次 10 ~ 15 分钟。每日 1 剂。

功能主治: 消暑祛湿,解毒消肿,适用于暑热浸淫型疮疖。

◆ 验方 7

中药配伍: 黄芪、当归、荆芥穗、地骨皮、木通各 100 克,白矾 50 克。

药浴方法: 将上述中药材共研细末,备用,每次用时取 50 克,加 500 毫升清水,煎沸后,放置药液温度适宜,外洗患处 15 分钟。每日洗 1 ~ 2 次。

功能主治: 益气活血,祛风除湿,适用于正虚邪恋型疮疖。

小儿痈疽

【疾病概述】

痈疽是常见的外科疾病,痈和疽症状大不相同,痈指发生在体表皮肉之间的急性化脓性疾病,主要特点是局部光软无头,红肿热痛,浅而高大,易肿易脓,易溃易敛,或伴随着恶寒、发热、口渴等全身症状。疽指发生在肌肤间的急性化脓性疾病,主要特点是初起皮肤上即有粟粒样脓头,愀热红肿胀痛,迅速向深部及周围扩散,脓头相继增多,溃烂后状如莲蓬、蜂窝。多发在项背部等皮肤厚韧处。根据痈疽的严重程度和范围,又可分称轻症和重症,重症可以危及生命。

此外,还有一种阴疽发在肌肉之里,附筋著骨,病灶在深处,初起无头,漫肿色白,不红不热,未成难消,已成难溃,损伤筋骨,后成瘘管,因而又叫"无头疽"。

【症状表现】

痈疽通常发生在皮肤较厚处,如背部、臀部等,主要症状为局部红肿、疼痛和发热等。

【常用药浴】

◆ 验方1

中药配伍:大黄、黄芩、白蔹各30克,芒硝15克。

药浴方法:将上述中药材放入锅内,倒入适量清水,煎汤,待药液温度38℃左右时清洗患处。

功能主治:适用于火毒凝结型小儿痈疽。

◆ **验方 2**

中药配伍： 忍冬藤 100 克，苦参、赤芍各 30 克，黄柏、牡丹皮、苏木各 20 克，红花 15 克。

药浴方法： 将上述中药放入锅内，倒入适量清水，煎汤，清洁疮面，待药液温度适宜时，用无菌纱布蘸取药液湿敷患处，早晚各 1 次，然后覆盖无菌纱布保护疮面。

功能主治： 清热解毒，凉血活血，适用于火毒凝结型痈疽。

◆ **验方 3**

中药配伍： 忍冬藤 100 克，千里光 60 克，苦参 30 克，百部、黄柏、土茯苓各 20 克，苍术、皂角刺各 15 克。

药浴方法： 将上述中药材放入锅内，倒入适量清水，煎汤，清洁疮面，待药液温度适宜时，用无菌纱布蘸取药液湿敷患处，早晚各 1 次，然后覆盖无菌纱布保护疮面。

功能主治： 清热解毒，燥湿杀虫，适用于湿热壅滞型痈疽。

◆ **验方 4**

中药配伍： 生黄芪、当归、天花粉、石斛、麦冬、皂角刺各 30 克，漏芦 15 克。

药浴方法： 将上述中药材放入锅内，倒入 2500 毫升清水，煎煮 45 分钟，过滤取浓汁，以纱布蘸取药液趁热淋洗患处。发生在四肢或臀部者，则可先熏后洗，再取纱布浸入药液，浸透后湿敷患处。每次 30 分钟，每日 1 剂，淋洗 2～3 次。

功能主治： 益气养阴，清热解毒，消痈通络，适用于阴虚火炽型痈疽。

◆ **验方 5**

中药配伍： 忍冬藤、黄芪各 60 克，桂枝、细辛、丹参各 30 克，当归 20 克，红花、川芎、五倍子、白及各 15 克。

药浴方法：将上述中药材放入锅内，倒入适量清水，煎汤，清洁疮面，待药液温度降至 38℃左右，湿敷患处，早晚各 1 次，然后覆盖无菌纱布保护疮面。

功能主治：温经活血，敛疮生肌，适用于气虚毒滞型痈疽。

◆ 验方 6

中药配伍：羌活、白芷、当归各 15 克，洋葱 7 个。

药浴方法：将上述中药材放入锅内，倒入 500 毫升清水，煮数沸，过滤取药液，外洗患处。每日洗 2～3 次，每日 1 剂。

功能主治：适用于气血两虚型小儿痈疽。

◆ 验方 7

中药配伍：黄芩、栀子、独活各 30 克，升麻、漏芦、芒硝各 15 克。

药浴方法：将上述中药材放入锅内，倒入适量清水，煎汤，过滤取药液，趁热熏洗或湿敷患处。

功能主治：适用于火毒凝结型小儿痈疽。

小儿丹毒

【疾病概述】

丹毒是患部皮肤突然发红成片、色如涂丹的急性感染性疾病。中医认为，其病因以火毒为主，可由风、湿、热诸邪化火而致。发于颜面称"抱头火丹"或"大头瘟"；发于下肢称"流火"；发于新生儿或小儿，也称"赤游丹""游火"。临床分为风热火炽、肝经郁火、湿热火盛、毒热入营等证型。

【症状表现】

患处皮肤突然出现界限清楚、稍高出皮肤的片状红斑,色如丹涂脂染,发热肿胀,迅速扩大,发病前多伴有寒战、高热,数日内可逐渐痊愈,但易复发。

【常用药浴】

◆ 验方1

中药配伍: 防风、荆芥穗、黄柏、苦参各30克,重楼、大青叶各20克。

药浴方法: 将上述中药材放入锅内,倒入2000毫升清水,煮沸5分钟,将药液倒入盆内,待药液温后,用毛巾蘸药水洗患处15～30分钟,冷则加热再用,每日1剂,早晚各1次。

功能主治: 疏风清火,解毒燥湿,适用于小儿丹毒。

◆ 验方2

中药配伍: 大黄5克。

药浴方法: 将大黄浸泡于30毫升水中12小时,取液备用。1岁左右患儿日服一半,余液涂于囟门及头顶上。

功能主治: 适用于治毒热入营型小儿丹毒。

◆ 验方3

中药配伍: 黄柏30克。

药浴方法: 将黄柏放入锅内,倒入适量清水煎汤,过滤取汁,待药温适宜时,让患儿浸浴,反复擦洗患处10分钟,每日1～2次。

功能主治: 用于治疗湿热火盛型小儿丹毒。

◆ **验方 4**

中药配伍：铃兰 30 克。

药浴方法：将上述中药材放入锅内，倒入适量清水煎汤，过滤取药液，待药温适宜时，外洗患儿患处。

功能主治：用于毒热入营型小儿丹毒。

小儿疝气

【疾病概述】

疝气，又名小肠气，是指睾丸、阴囊肿胀疼痛或牵引小腹疼痛的一类疾病。多因先天不足、禀赋虚弱，或因久咳、久哭而使小肠下降到阴囊内所致。

【症状表现】

腹股沟或阴囊部有肿块，有时会延伸至阴囊部位。当患儿腹压增加，如哭闹、便秘、咳嗽时，肿块就会出现，小的如鹌鹑蛋大小，大的如鸡蛋大小。当安静或平卧时，肿块会缩小或消失。如果发生嵌顿，即包块被卡住，则不能自行复位，患儿会哭闹、烦躁不安，不让家长触碰。如嵌顿组织发生缺血性坏死，还可并发肠穿孔、腹膜炎，包块颜色变深、变硬，患儿出现腹痛、恶心、呕吐、发热，甚至休克等表现。

【常用药浴】

◆ **验方 1**

中药配伍：香附、木瓜、紫苏叶、橘叶各 10 克。

药浴方法: 将上述中药材放入锅内,倒入 600 毫升清水,煎沸后,将药液倒入盆内,用干净毛巾浸药液先擦洗患部 10 分钟左右,再浸透稍拧,热敷患处,冷却后去之。每日早晚各 1 次。

功能主治: 散寒祛湿,理气止痛,适用于寒湿凝滞型小儿疝气。

◆ 验方 2

中药配伍: 淡豆豉 30 克,生姜 25 克,橘叶 20 克,白术、食盐各 15 克,茶叶 10 克。

药浴方法: 将上述中药材放入锅内,倒入适量清水,煎沸,将药液倒入盆内,趁热熏洗患处。先熏后洗,冷则加热。每日早晚各 1 次。一般连用 3～5 次症状即可缓解。

功能主治: 温经健脾,散寒止痛,适用于小儿虚寒性疝气。

◆ 验方 3

中药配伍: 厚朴、透骨草、艾叶各 9 克,葱白 7 根,槐树枝少许。

药浴方法: 将上述中药材放入锅内,倒入半盆清水,煎沸后,将药液倒入盆内,趁热先熏后洗患处 30 分钟。每日 1 次,轻者熏 2～3 次、重者熏 5 次。

功能主治: 散寒祛湿,通络止痛,适用于寒湿凝滞型小儿疝气。

◆ 验方 4

中药配伍: 大腹皮、艾叶、鸡血藤各 30 克,荔枝核、柿蒂各 20 克,香附、青皮各 10 克。

药浴方法: 将上述中药材放入锅内,倒入 1000 毫升清水,煎煮成 500 毫升,用毛巾趁热蘸药液漏洗患处,每日 3～4 次,5 日为 1 个疗程。

功能主治： 行气消胀，温经活血，适用于气虚下陷型小儿疝气。

◆ 验方 5

中药配伍： 香附、宣木瓜、苏叶、橘叶各 10 克。

药浴方法： 将上述中药材放入锅内，倒入 1500 毫升清水，煎 30 分钟，将药液倒入盆内，晾温后用干净毛巾浸药液，先洗患部 10 分钟，再浸透稍拧，热敷患处，冷则去之。每日早晚各 1 次，每日 1 剂。

功能主治： 散寒祛湿，理气止痛，适用于寒凝气滞小儿疝气。

◆ 验方 6

中药配伍： 厚朴、透骨草、艾叶各 9 克，槐树枝 20 厘米，葱白 7 枚。

药浴方法： 将上述中药材放入锅内，倒入适量清水，煮沸后，将药液倒入盆内，趁热先熏后洗患处 30 分钟，每日 1 次，连用 5 日。

功能主治： 散寒祛湿，通络止痛，适用于寒凝气滞小儿疝气。

小儿扭挫伤

【疾病概述】

小儿扭挫伤，俗称"伤筋"，由于小儿筋骨未坚，关节尚未发育完全，容易造成扭伤或挫伤。此外，外力作用也是导致小儿扭挫伤的重要原因之一。

扭伤是指间接暴力使肢体和关节突然发生超出正常范围的

活动,外力远离损伤部,伤位多于关节周围,其关节周围的筋膜、肌肉、肌腱、韧带、软骨盘等过度扭曲、牵拉,导致的撕裂、断裂或错位;挫伤指直接暴力打击或跌扑撞击、重物挤压等作用在人体,导致此处皮下、筋膜、肌肉、肌腱等组织损伤。扭挫伤主要发生在肩、腕、膝、踝等关节处。

【症状表现】

初期(急性期)扭挫伤:关节损伤后 1 ~ 2 周,主要症状包括关节活动困难,局部肿胀明显,疼痛剧烈,皮肤红肿发热,有大片紫绀、瘀斑。

中期(恢复期)扭挫伤:关节损伤后 2 ~ 3 周,主要症状包括局部肿痛减轻,但活动时疼痛,皮色稍暗红,皮温不高。

后期(陈旧期)扭挫伤:关节损伤 3 周后,主要症状包括局部轻度肿胀,关节活动范围减小,触摸软组织弹性减弱,或有瘢痕硬结形成,皮温低。

【常用药浴】

◆ 验方1

中药配伍: 赤芍、甘草各15克,桃仁、红花、乳香、没药、五倍子(捣碎)、黑豆各20克,白酒30毫升。红肿热痛严重者,加金银花30克,大黄、黄柏各15克。

药浴方法: 将上述中药材(除白酒外)放入锅内,倒入3000毫升清水,煎至1500毫升,将药液倒入盆内,加入白酒,趁热熏蒸患处,待药液温度稍减,用毛巾蘸药液擦洗患处,至药液尚有余温,停止擦洗,并用毛巾擦干患处。每次熏洗30分钟,每日熏洗两次,每剂可用4次,熏洗过程中避受风寒。

功能主治：活血散瘀，消肿止痛，适用于扭挫伤急性期。

◆ **验方2**

中药配伍：透骨草、忍冬藤各30克，伸筋草、苏木、三棱、牛膝各15克，白芷、海桐皮、红茜草、五加皮、黄柏、升麻、红花、赤芍、当归各10克。

药浴方法：将上述中药材放入锅内，倒入3000毫升清水，煎数沸后，将药液倒入盆内，趁热先熏后洗患处，每次熏洗30分钟。每日熏洗2～4次，每日1剂。

功能主治：活血化瘀，消肿止痛，适用于扭挫伤急性期。

◆ **验方3**

中药配伍：当归、川芎、木瓜、威灵仙、白芷、桂枝、伸筋草、路路通、地龙、苍术各20克，红花、乳香、土鳖虫、木通、川贝母各15克。虚肿者加黄芪40克，枳壳20克。

药浴方法：将上述中药材放入锅内，倒入适量清水煎汤，煎沸后离火，将患处置于其上先熏后洗，每次30～40分钟，每日2～3次，秋冬季每剂可用3～4日，春夏季用1～2日。药浴后在医生的指导下进行不负重关节轻微伸屈活动。

功能主治：活血通经，舒筋活络，适用于扭挫伤恢复期。

◆ **验方4**

中药配伍：制川乌3000克，制草乌1500克，桂枝、乳香、没药、红花、苏木、泽兰各750克，细辛、麻黄、川椒、桃仁各500克。

药浴方法：将上述中药材捣成粗粉，混匀分装，每袋220克，备用。每次取1包药粉放在凉水中浸泡10分钟，再煮沸5～10分钟，先熏后洗患处，每日1～2次，每次30～60分钟。每袋可连用两日。每3袋为1个疗程，不愈者可继续第二个疗程的治疗。局部皮肤肿胀发热、发红者，加金银花、连翘各30克，大黄20克。急性扭挫伤在24小时以内不能用此药方；局部皮肤有破损者禁用本方。脱位者可以先复位，再用此方治疗。

功能主治： 温通血脉，活血消肿，舒筋止痛，适用于扭挫伤陈旧期。

◆ **验方5**

中药配伍： 川乌、草乌、伸筋草、透骨草各25克，皂角刺、昆布、威灵仙、肉桂各20克，半夏、南星、三棱、莪术、土鳖虫、鳖甲各15克。

药浴方法： 将上述中药材放入锅中，倒入1000～1500毫升清水，煎沸后，加醋100毫升离火，将患处置于其上先熏后洗，每次30～40分钟，每日2～3次，秋冬季每剂可用3～4日，春夏季用1～2日。

功能主治： 舒筋活络，温经散结，适用于扭挫伤陈旧期。

小儿脱臼

【疾病概述】

脱臼，即关节脱位，民间也称为脱骱、出臼、脱缪等，指构成关节的骨骼端关节面相互之间的关系超出正常范围，导致疼痛和功能障碍。脱臼主要发生于活动范围较大的关节，如肩关节、肘关节、髋关节和颞颌关节等。中医认为，脱臼的主要原因为气血不畅、经络阻滞或关节周围肌肉松弛，还可能与先天不足、外伤等因素有关。

【症状表现】

脱臼急性期的主要症状包括关节肿胀疼痛，或发绀、瘀血，不能活动；缓解期的症状主要包括关节肿胀渐消，仍时有隐痛，活动后酸胀疼痛。

【常用药浴】

◆ 验方 1

中药配伍： 当归、白芷、木瓜、怀牛膝、五加皮、透骨草、红花、艾叶、花椒、元胡、青皮、乳香、没药各9克，明矾12克。

药浴方法： 将上述中药材捣碎后放入药锅内，煎煮10分钟，过滤，取出药液，倒入盆内，趁热熏蒸患处，至药液温热后用毛巾蘸取药液清洗患处。每天3～4次。

功能主治： 活血化瘀，舒筋活络，消肿止痛，适用于跌打损伤、脱臼复位后肿胀疼痛。

◆ 验方 2

中药配伍： 白矾12克，当归、白芷、木瓜、怀牛膝、五加皮、透骨草、红花、艾叶、花椒、延胡索、青皮、乳香、没药各9克。

药浴方法： 将上述中药材放入锅内，倒入1500毫升清水，煎沸10分钟，将药液倒入盆内，药温降至38～40℃时淋洗患处。每日1剂，每日洗3～4次。

功能主治： 活血止痛，适用于脱臼急性期。

◆ 验方 3

中药配伍： 海桐皮30克，五加皮15克，当归、防风各12克，红花、川椒、地龙、秦艽、续断、桂枝、羌活、牛膝各9克，乳香、没药各6克。

药浴方法：将上述中药材共研粗末，用布包裹，倒入1500毫升清水，煎数沸，将药液倒入盆内，趁热先熏后洗患处，每次熏洗约20～30分钟。每日熏洗1～2次，每剂可连用两日。

功能主治：舒筋活血，消肿止痛，适用于脱臼缓解期。

◆ **验方4**

中药配伍：当归（酒洗）、没药、五加皮、芒硝、青皮、川椒、香附各10克，牡丹皮6克，丁香、地骨皮各3克，老葱3根，麝香0.3克。

药浴方法：将上述中药材放入锅内，倒入1000毫升清水，煎至500毫升，外洗患处。

功能主治：和血定痛，舒筋，适用于脱臼缓解期。

小儿脱肛

【疾病概述】

小儿脱肛，又名小儿直肠脱垂，指的是直肠脱出于肛门外的疾病，属中医脱肛范畴。以排便时直肠黏膜、直肠全层或部分乙状结肠黏膜脱出肛门外，便后脱出物可自动回缩，伴随着排便不畅、黏液便、肛门瘙痒等为症。其主要病因是小儿脏腑亏损，中气下陷，关门不固，或积湿湿热下注。

【症状表现】

直肠黏膜脱出，这是小儿脱肛的主要症状，初期仅在排便时出现，便后可自行复位。随着病情加重，脱出逐渐频繁，甚至在咳嗽、行走、下蹲时也会出现，且不易复位，需要用手推回或卧床休息后才能复位。通常无出血症状，偶尔大便干燥时，擦伤黏膜可能会有少量出血。

大便时直肠脱出如果未能及时复位，久而久之，局部静脉回流受阻，就会产生炎性肿胀，发生嵌顿。黏膜由红色逐渐变成暗红色，甚至出现浅表黏膜糜烂、坏死。

【常用药浴】

◆ 验方 1

中药配伍： 五倍子 30 克，明矾 15 克，石榴皮 60 克。

药浴方法： 将上述中药材放入锅内，倒入 1000 毫升清水，用文火煎煮 30 分钟，过滤取药液，趁热先熏后洗，同时将脱出的部分轻轻托回肛内。

功能主治： 适用于各种小儿脱肛。

◆ 验方 2

中药配伍： 黄芪、马齿苋各 60 克，升麻 30 克。

药浴方法： 将上述中药材放入锅内，倒入 1500 毫升清水，煮沸，过滤取药液，倒入盆内，趁热熏洗肛门 10 ～ 20 分钟，每日 2 ～ 3 次，10 日为 1 个疗程。

功能主治： 适用于中气下陷型小儿脱肛。

◆ 验方 3

中药配伍： 五倍子、地榆、黄连各 30 克。

药浴方法： 将上述中药材放入锅内，倒入适量清水，煎汤，过滤取药液，倒入盆内，待药液温度适宜进行坐浴，将脱出部分轻轻托回肛内。每日 1 次，7 日为 1 个疗程。

功能主治： 适用于湿热型小儿脱肛者。

◆ **验方 4**

中药配伍： 黄芪、五味子、丹参各 30 克，诃子 20 克，黄连 10 克。

药浴方法： 将上述中药材放入锅内，倒入 1000 毫升清水，煮沸，过滤取药液，倒入盆内。趁热先熏患处，待药液温度适宜时再行坐浴。每晚熏洗 1 次，每次 20 ～ 30 分钟。

功能主治： 升举固脱，散瘀清热，适用于中气下陷型小儿脱肛。

◆ **验方 5**

中药配伍： 五味子、石榴皮、防风、升麻、地榆各 30 克。

药浴方法： 将上述中药材放入锅内，水煎两次，共取药液 2000 毫升，分成 500 毫升和 1500 毫升两份，留置使用。每次排便后，先将 1500 毫升药液温热后，熏洗 20 分钟，再取 500 毫升药液，热度以微烫手为度，将无菌纱布浸泡后填塞肛管内，肛门外用纱布覆盖，胶布固定，至再次排便时取出。

功能主治： 收敛固脱，适用于中气下陷型小儿脱肛。

小儿肛裂

【疾病概述】

肛裂是指的是肛管皮肤全层纵行裂开并形成感染性溃疡者。儿童肛裂如果可以保持大便质软、通畅，大多数能自愈。中医将此病称为"钩肠痔""裂肛痔""脉痔"等。

【症状表现】

疼痛、出血、便秘和肛门瘙痒等。

【常用药浴】

◆ **验方1**

中药配伍： 透骨草、艾叶各90克，荆芥、防风、花椒各60克。

药浴方法： 将上述中药材放入锅内，倒入适量清水，煎煮30分钟，倒入盆内，趁热熏洗肛门，待水温适宜时坐浴30分钟，每日两次。

功能主治： 祛风除湿，消炎止痛，适用于肛裂，证见肛门褶皱破裂溃烂、周期性疼痛。

◆ **验方2**

中药配伍： 乳香、没药、红花、桃仁、丝瓜络、艾叶、椿皮各15克。

药浴方法： 将上述中药材放入锅内，倒入适量清水，煎煮30分钟，倒入盆内，趁热熏洗肛门，待水温适宜时坐浴30分钟，每日两次。

功能主治： 化瘀通络、收敛止血，适用于初期和二期慢性炎症肛裂，表现为疼痛、出血、溃疡形成，或三期陈旧性肛裂手术后者。

◆ **验方3**

中药配伍： 苦参、艾叶、金银花、蛇床子各30克，蒲公英18克，黄芩15克，桑叶12克，花椒、菊花各6克。

药浴方法： 将上述中药材放入锅内，倒入适量清水，煎煮30

分钟，倒入盆内，趁热熏洗肛门，待水温适宜时坐浴30分钟，每日两次。

功能主治： 清热解毒，祛湿杀虫，消肿止痒，适用于血热肠燥型肛裂患者。

◆ **验方4**

中药配伍： 荔枝草5000克，芒硝、硼砂、川乌各2000克，明矾1500克，红花1000克。

药浴方法： 将上述中药材研粉混匀，分别装入无纺布袋200包，每包重量67.5克。取坐浴椅一把，上面放置已消毒的坐浴盆，将药袋1包放入盆内，倒入500毫升开水，让患者坐在椅上，肛门与液面距离约20厘米，熏蒸肛门处，待水温降至50℃时用消毒纱布蘸药液擦洗患处，当水温降至40℃时，坐浸药液内，至药水凉为止。每次熏洗15～30分钟，早晚各1次。

功能主治： 清热解毒，消肿散结，活血止痛，适用于热结肠腑型肛裂。

◆ **验方5**

中药配伍： 芒硝30克，瓦松、马齿苋、甘草各15克，文蛤、川椒、苍术、防风、葱白、枳壳、侧柏叶各9克。

药浴方法： 将上述中药材放入锅内，倒入1250毫升清水，煎至750毫升。先熏后洗，每日3次。

功能主治： 清热、利湿、通便，适用于湿热下注型肛裂。